あなたの健康は免疫でできている

宮坂昌之
Miyasaka Masayuki

JN198011

インターナショナル新書 148

はじめに

何かを食べたり飲んだりしたら免疫力はアップするのか？

社会の高齢化が進む中、世の中は健康ブーム、長寿ブーム一色です。「健康でいたい」「元気で長生きがしたい」というのは、誰でもある程度は考えることですが、これが希望通りに実現できるかというと、必ずしもそうはいきません。

このために、「自分は大丈夫だろうか？」という懸念を持つ人がたくさんいます。そのあたりをうまく利用しているのが、新聞、雑誌、テレビなどで大々的に広告・宣伝している健康食品であり、サプリメントです。

その多くが「食べると（あるいは飲むと）免疫力がアップする。健康になる。長生きにつながる」とのことですが、果たしてそんなに免疫力をアップさせて大丈夫なのでしょうか？　本当に健康になるのでしょうか？

たとえば、アレルギーはからだに入ってきた異物に対する行きすぎた免疫反応です。また、関節リウマチやバセドウ病などの自己免疫疾患は自己抗原に対する行きすぎた免疫反応です。もし、免疫力が簡単にアップするようなことになったら、われわれはアレルギーや自己免疫疾患になりやすくなってしまうかもしれません。

それに、そもそも何かを少々食べたり飲んだりしたら、免疫力はすぐにアップするものなのでしょうか？　もし本当にそんなことになるのであれば、それらのサプリや健康食品はすでに「医薬品」となって保険適用されていてもおかしくないですが、実際そうはなっていません。どうしてなのでしょう？

実はこのように考えている人は少なくないはずですが、これに対して正面から答えを提供している成書はあまりありません。

感染やワクチン接種でできる免疫で新型コロナウイルスから身を守れるのか？

２０２０年2月に新型コロナウイルス感染症によるパンデミックが始まってから約４年半が経ちました。

世の中では「新型コロナはたいしたことない。むしろかかったほうが、免疫がついてよい」という声が聞かれますが、その一方で「高齢者や持病がある人たちは重症化リスクがあるので、かかったら大損」「後遺症になると大変だから、かからないに越したことはない」といったさまざまな意見があります。

またワクチンに関しても、「新型コロナワクチンを打った人は2年以内にばたばたと死ぬ」「このワクチンは打てば打つほど死者が増える危険なものだ」という強硬なワクチン反対派の意見から、「新型コロナワクチンは一定のリスクはあるものの、そのリスクは他のワクチンとあまり変わらない」というワクチン許容派の意見まで多種多様です。

ちなみに「2年以内にばたばたと死ぬ」と言った人たちは、その後、「2年」を「5年」に言い換えていますが、最近はそうなっていないためか、「いずれ大変なことになるはず」と言っています。

その真偽はさておき、われわれは感染したことによってできる免疫やワクチン接種によってできる免疫で、新型コロナから身を守ることができるのでしょうか？

それとも、ワクチン接種を受けたらかえって感染しやすくなったり、重症化したりするのでしょうか？　いったい何が本当なのでしょう？

科学や健康に関するリテラシーとは？

健康に関することについては、間違った知識（誤解）のほうが知らないこと（無知）よりも危険です。知らないことは、オープンな態度で学べば、いずれ正しい知識が得られるからです。

ところが、いったん間違った知識にとりつかれると、新たな学びがしにくくなります。自分に都合のよい情報だけを収集し、意見や価値観の似た人だけで集まり、特定の情報や考え方がそのグループ内で増幅されるという「エコーチェンバー現象」が見られるようになります。

その結果、誤った情報や虚偽の情報が拡散され、パンデミックのように世の中へ広がります。これがインフォデミックです。ネット上では、正しい情報もそうでない情報も時間的にほぼ同列に示されることから、短期間に種々の情報が氾濫することとなります。

このような中では、何が正しい情報かを個人レベルで見きわめる能力を持つことが必要です。特定の情報についてしかるべき根拠があるのかどうかを判断することが大事で、それを見きわめる能力がリテラシーです。

リテラシーとは、本来「読み書きする能力」のことですが、科学や健康に関しては、情報の取捨選択を行い、正しい情報を活用できる能力とも言えます。

健康と免疫に関する50のQ&A

われわれの健康は免疫力に大きく依存し、免疫力低下は健康リスクにつながります。自らの健康を良い状態で保つためには、免疫に関して正しい知識を持つことが肝要です。

本書では、免疫の基本から最新知識までを広くカバーしながら、50の問い（Q）を設定し、免疫学にまつわるさまざまな風説や考え方に焦点を当て、何が正しいのか、ひとつひとつその答え（A）を提供しています。それぞれの答えは、できるだけ簡潔にわかりやすく書いたつもりです。

ただし、必ずしも50のQ&Aを順番に読む必要はありません。知っているところは読み飛ばしていただいても構いませんし、気になるQから先に読み進めて構いません。

皆さんが、免疫という事象を気楽に学びつつ、それが健康に関する基本的なリテラシーの増進に役立てば、著者としては望外の喜びです。

目次

Q1 免疫とは？ ――いくつかの意味がある

免疫とは日頃よく使われる言葉ですが、いくつかの異なる意味があります。このため、免疫という言葉が出てきた時には、まずどの意味で使われているのかを考えてみることが大事です。さもないと、話が頓珍漢になってしまうかもしれません。

感染経験とともに獲得する免疫（獲得免疫）

免疫という言葉で一番よく使われるのは、文字通り、「疫（集団的に発生する感染症のこと）」を「免れる」という意味で、すなわち「からだの高い抵抗力」のことです。たとえば、麻疹（はしか）やおたふく風邪などの感染症では、一度病気にかかって治ると、もう二度と同じ病気にはなりません。

これが「免疫が得られた」という状態です。「麻疹に対する免疫ができた」とか、「おたふく風邪に対する免疫ができた」とかいう言い方をします。普通は、かかったその病気に対してだけ免疫ができて、別の病気に対する免疫はできません。

これはワクチンでも同様です。新型コロナワクチンでできた免疫は、新型コロナウイルスだけに働き、インフルエンザウイルスには働きません。つまり、この場合の免疫とは、関連する病気、あるいはウイルスや細菌などの病原体にだけピンポイントで働きます（これを専門用語では「特異的に働く」といいます）。

あとでもう少し説明しますが、このような免疫は、われわれが成長するにつれて強くなっていきます。いろいろな感染を契機にそれぞれの病原体に対する免疫が獲得され、からだの中にその病原体に出会ったという「記憶」（免疫記憶）が次第にできていくからです。

このように侵入してきた病原体に対する免疫記憶ができることを「獲得免疫」といいます。感染経験とともに獲得する免疫のことで、その病原体に対する免疫だけができます（獲得免疫は環境に適応してできてくるので、「適応免疫」ともよばれます）。


獲得免疫は長く続く場合と短くしか続かない場合がある——病原体の種類による

獲得免疫は、麻疹やおたふく風邪の場合のようにほぼ一生（実際は何十年）持続する場合と、インフルエンザや新型コロナ感染症のようにわずか半年ほど（長くて1年ぐらい）しか持続しない場合とがあります。

よく見てみると、病気にかかって長い免疫が得られる場合は、ワクチンでも必ず長い免疫が得られています。逆に、病気にかかっても短い免疫しか得られない場合は、ワクチンでも短い免疫しか得られません。病原体の種類によって、長い免疫をもたらす場合と短い免疫しかもたらさない場合があるのです。

ワクチンは病原体の一部を用いたものなので、病原体自体に長い免疫を与える能力があればワクチンでも長い免疫が与えられる可能性が高くなり、逆に、病原体自体が短い免疫しか与えないものであれば、そこから作ったワクチンも短い免疫しか与えないということになります。つまり、感染やワクチンで長い免疫を得られるかどうかは、主に病原体の種類によるのです。

新型コロナワクチンでは接種を受けても半年ぐらいで免疫が下がってくることが問題になっていますが、これはワクチンが悪いのではなくて、新型コロナウイルスという病原体の問題なのです。インフルエンザウイルスでも同様で、感染してもできる免疫は数ヵ月しか続かず、ワクチン接種でも免疫持続は同じく数ヵ月以内です。病原体そのものに長い免疫を付与する性質がないのです。

このような病原体に対して免疫を維持するためには、必要に応じて追加接種をすることが必要です。追加接種を繰り返すとかえって免疫が弱まるのではないかと言う人がいますが、それはまったくの誤りです。

インフルエンザワクチンがひとつの例ですが、毎年接種を受けてもまったく問題ありません。Q41でも触れますが、ドイツで新型コロナワクチンを2年半のうちに100回以上受けた人がいましたが、全身的な悪影響は特にありませんでした。これは極端な例としても、同じワクチンの接種を繰り返し受けることは特に問題はありません。

生まれつき持っている免疫（自然免疫）

これとは別に、いくつもの病気に広く効くような少し広い意味で「免疫」という言葉が使われることがあります。これは、先ほど触れたような特定の病原体に対するピンポイントの免疫ではなくて、むしろ、からだの抵抗性を広く示すような言葉です。

たとえば、あまり衛生状態が良くない国に住んでいる人々は少々不衛生なものを食べたり飲んだりしても簡単には下痢をしません。ふだんからいろいろな細菌やウイルスにさらされていると、いくつもの病原体に対して強くなり、病気にかかりにくい傾向が生まれて

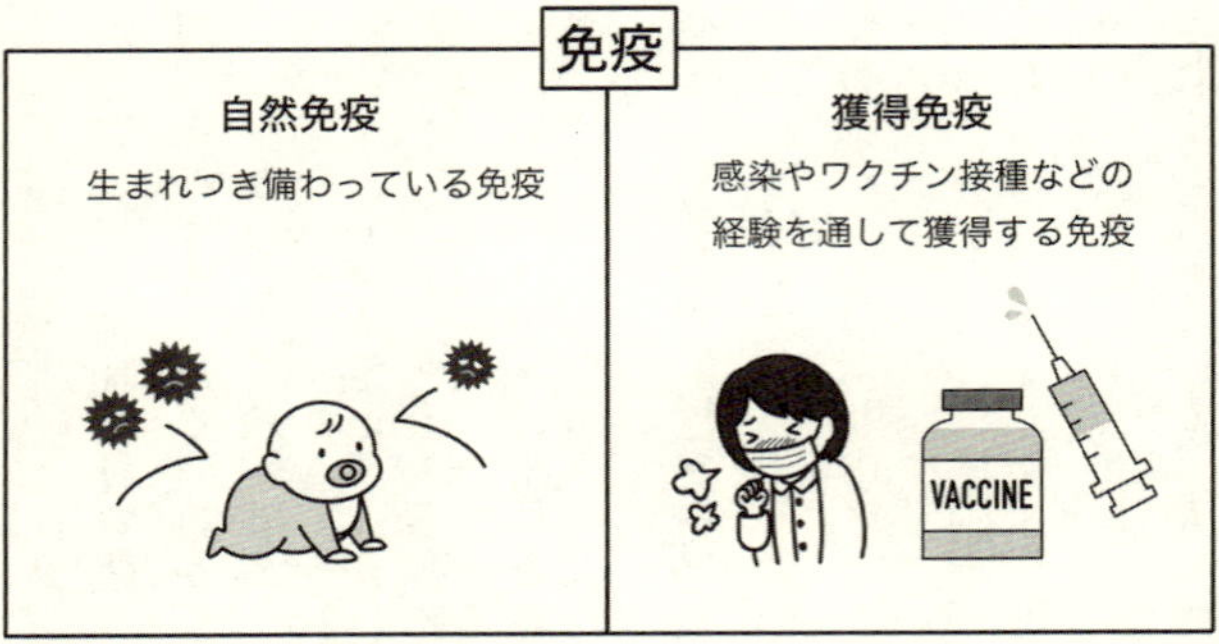

くるからです。

このようないくつもの病原体に対する抵抗性のことを広く「免疫」とよぶことがあります。たとえば「あの国の人たちは免疫が強いから……」というような使われ方をします。

免疫
自然免疫
生まれつき備わっている免疫
獲得免疫
感染やワクチン接種などの
経験を通して獲得する免疫
VACCINE

このような免疫は、一定程度、われわれは生まれつき持っているので、免疫学用語では「自然免疫」とよばれます。自然免疫は病原体に繰り返しさらされると、訓練されて、さらに強くなります。病原体に反復してさらされると自然免疫全体が強化されて、複数の病原体に対する広い抵抗性が生まれるのです。この状態のことを「訓練免疫」といいます。

自然免疫は、われわれが生まれつき持っている生来の免疫ですが、その強さは訓練によっても強くなりうるということです。たとえば、小児科のお医者さんは冬になると風邪の子どもたちをたくさん診察しますが、彼らが患者さんから風邪をもらうことはきわめて稀です。

風邪ウイルスは何種類もありますが、風邪のお子さんたちをたくさん診ている小児科医は、ほぼどの風邪ウイルスにも感染しにくい傾向があります。彼らの自然免疫は診察という行為を介して訓練されていて、何種類もの風邪ウイルスに対して抵抗性（訓練免疫）が得られているのだと思われます。

註：自然免疫とは、われわれが生まれた時から持っている免疫のことであって、時間とともに自然についてくる免疫のことではありません。よく新聞やテレビでは「マスクを取っていたら自然免疫がついてくるのに、マスクを取らないから自然免疫がつかない」などと、間違ったことを言っている人がいて、それがしばしば「専門家」とよばれる人だったりします（実は、こういう人たちは決まってエセ専門家なのですが……）。

一方、獲得免疫とは生後、感染経験やワクチン接種経験とともに獲得する免疫のことです。元・近畿大学医学部ウイルス感染免疫学教授（現・同大学医学部客員教授）の宮澤正顯博士は、自然免疫は生まれつき持っている免疫なので「生来免疫」という言葉を使うほうがいいのではと言っておられます。私もこの意見に賛成なのですが、いったんできてしまった医学用語を急に変えるのは難しく、この本では自然免疫という言葉を続けて使います。

免疫のシステム全体（免疫系）のことも「免疫」とよぶことがある

これとは別に、免疫反応を起こすからだのシステム（生体系）のことを「免疫」とよぶことがあります。免疫系のことです。免疫細胞を作る組織や免疫反応を起こす組織を含めた免疫系全体のことを指します。たとえば、骨髄ではすべての免疫細胞が作られます。新しくできた免疫細胞は、骨髄から脾臓（ひぞう）やリンパ節などの免疫組織（リンパ組織ともいう）に運ばれ、それぞれの場所で外敵に対する防御役として働きます。

免疫細胞の中では特にリンパ球が、血管やリンパ管を介してからだ中を循環しながら、外敵の侵入を見張るとともに、侵入してきた敵と戦います。免疫系とはこれらのシステム全体のことを指しますが、これを単に「免疫」とよぶこともあります。

このように、免疫という言葉はいろいろな使われ方をします。免疫が話題になる時には、免疫という言葉がどのような意味で使われているのかを確認することが大事です。

Q2 免疫力という言葉は正しいのか？

「免疫力」という言葉にはれっきとした意味がある

世の中では「免疫力」という言葉がひんぱんに飛び交っています。ところが「免疫力という言葉は医学用語ではない」とか、「そもそも免疫力とは何を意味しているのかわからない」など、いろいろ批判する人もいます。確かにこれには一理あります。

というのは、一般に「〇〇力」と力がつくものは数値で測れるはずですが、免疫力は少なくとも現時点では単純な数値で表せてはいないからです。

でも、免疫力という言葉にはれっきとした意味があります。免疫力とは「その時点での個体の免疫的な能力」を広く指す言葉と理解すればいいのです。

「生命力」だって現時点ではすぐには数値化できないのですが、「生き延びる力」あるいは「生きるにあたって発揮できる能力」みたいな意味で使われています。私は免疫力という言葉に、そう目くじらを立てる必要はないと思います。

実は、英語では免疫力に相当する医学用語がちゃんとあります。「immunocompetence」、すなわち「免疫を起こす能力＝免疫能」という言葉です。個体の外敵に対する防御能力のことを指します。

ということは、免疫力という言葉は、日本では公的な医学用語にはなっていないのですが、英語ではそれに相当する医学用語があるということです。

免疫力と回復力の両方を反映する「免疫復元力」

最近は、何種類もある体内の免疫細胞についてその遺伝子プログラムを単細胞レベルで解析することが可能になってきていて、そのデータから個体の免疫能（免疫力）を総合的に判断できる可能性が出てきています。

たとえば、アメリカ・テキサスの研究グループが血液の中で「個体における免疫の力」を反映するような因子を網羅的に探索し、immune resilience＝「免疫復元力」というものが存在するといっています*1。

「免疫復元力」というのは、個体がその時点で持っている「免疫力」と病原体にさらされたあとの免疫の「回復力」の両方を反映するものです。つまり、病気のなりにくさと、病

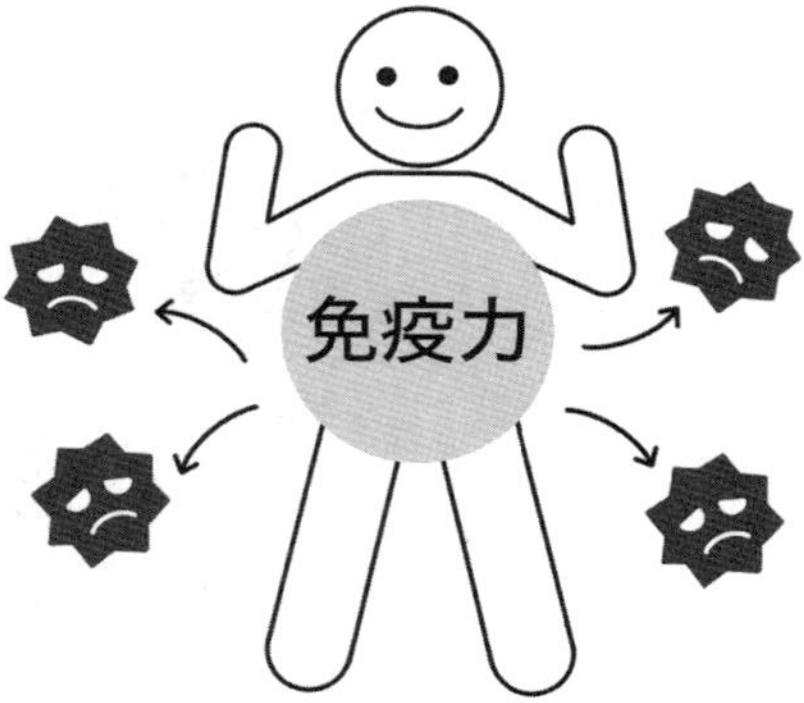

免疫復元力＝

病気のなりにくさ（=免疫力）+ 病気からの回復のしやすさ

気になった場合の回復のしやすさの両方を合わせたような指標です。

細かい説明は省きますが、具体的には、血中リンパ球（白血球の一種で、獲得免疫の主役）の病原体に反応する能力が高く、それでいながら過剰に炎症を起こさない人が感染後の回復力が一番高い、すなわち「免疫復元力」がもっとも高い、ということです。

実際にウイルス感染を実験的に起こしてみると、予想通り、免疫復元力の高い人はそもそも感染を起こしにくく、感染しても症状が軽く、その後早く回復することが確認されています。つまり、これらの人たちは「immunocompetence＝免疫能＝免疫力」が高い状態にあるといっていいでしょう。

免疫力は年齢とともに低下しますが、一方で、年齢に関係なく、病原体にはよく反応しながら過剰な炎症は起こさないというバランスのとれた免疫反応のできる人が高齢者でもいます。逆に若年者であっても免疫力の弱い人がいます。つまり、年齢は免疫力にとって重要な因子ですが、年齢非依存的な因子も大事です。

具体的には、ふだんの生活習慣、食習慣や運動習慣などがとても大事な因子で、これについてはあとで少し詳しく説明します。それと一般に女性は男性よりも免疫力が高い傾向があるようです。

以上、「免疫力」とは別におかしな言葉ではなく、現時点でも十分に使用可能な単語です。科学がさらに進歩するにつれて、そして今後AIを活用しながら個々の細胞の能力を総合的に測定することによって、近い将来に免疫力は必ず数値化できるようになると私は考えています。免疫力という言葉を使うことに特に問題はありません。

Q3　免疫の働きすぎはからだに良くない?

アレルギーと自己免疫

免疫という仕組みは、原則的には外敵から身を守る役割を持ちます。からだにとっていいことをするのが普通です。ところが、免疫反応があまりに強く起きてしまうと、からだにとってかえって都合の悪い状態が起きます。免疫の働きすぎはまずいのです。たとえば、アレルギーや自己免疫がその例です。

アレルギーの一種である花粉症では、花粉に対してIgE(アイジーイー)という特殊な抗体が体内で過剰にできて、この抗体が花粉とともにマスト細胞(肥満細胞)という一種の白血球の表面に結合するようになります。すると、これをきっかけに、マスト細胞から痒(かゆ)みや痛みを起こす物質が放出されるようになり、眼や気道の表面(粘膜)が刺激されて、咳(せき)、涙や鼻水が出るようになります。

実は、これはからだの防御反応の一種です。われわれのからだは、咳、涙や鼻水を使って花粉を外に追い出そうとしているのですが、一方で不快な症状（アレルギー症状）を引き起こします。これは花粉の侵入に対してIgEという抗体ができすぎたために起きることで、いいことをするはずの獲得免疫がおかしな方向に働いて、悪いことをする例です。

他にも免疫の働きすぎによって起きる病気があります。それが自己免疫疾患です。自己の細胞の成分に対して、免疫による攻撃が起きてしまう病気です。

よく知られているものとして、若年女性に多い関節リウマチ、涙や唾液が出にくくなるシェーグレン症候群、甲状腺が腫れるバセドウ病や橋本病などがあります。いずれも自分のからだの特定の成分に対して免疫反応が起きてしまい、そのために特定の細胞や組織が攻撃されて破壊されるようになります。

関節リウマチでは、関節の中の滑膜（かつまく）という特殊な部分を自分の免疫細胞が攻撃して、このためにいくつもの関節に炎症が起きて、複数の関節で強い痛みや腫れが起きます。病状が進むと、関節が破壊されて変形し、日常生活が制限されるようになります。まさに免疫の働きすぎによって起きる病気です。

免疫系は、本来は外敵を排除するものなのですが、その働き方がおかしくなると、自己の成分に対して攻撃をし、排除しようとすることがあるのです。

アクセルとブレーキがバランスよく働くことが大事

どうして自己に対する攻撃が起きるのかというと、自己成分を攻撃するリンパ球が体内で異常に増えているからです。あとで述べるように（Q17、Q18参照）、ひとつひとつのリンパ球は自分が反応する相手があらかじめ決まっていて、ほとんどのリンパ球は外から飛び込んでくる外敵に対して反応します。

一方、自己成分に反応する（自己を攻撃する）リンパ球はわずかしかいません。そして、その働きを抑える細胞（制御性T細胞）が同時に存在しているので、自己反応性リンパ球の働きは抑えられています。

つまり、自己反応性細胞（アクセル）とそれを抑える細胞（ブレーキ）が一緒に存在していて、通常はブレーキ優位の状態になっています。このために、普通は自分の細胞や組織に対する攻撃が簡単には起きないようになっています。

ところが、一部の人たちでは、感染などをきっかけとして、なぜかアクセルが働きすぎるようになったり、ブレーキが十分に利かなくなったりして、結果としてアクセル優位となって免疫系が自分の細胞や組織を攻撃してしまうことがあります。

どうも、アクセルが優位になりやすい体質（遺伝的素因）やブレーキが利きにくい体質

免疫がうまく働くためには
アクセルとブレーキのバランスが大事

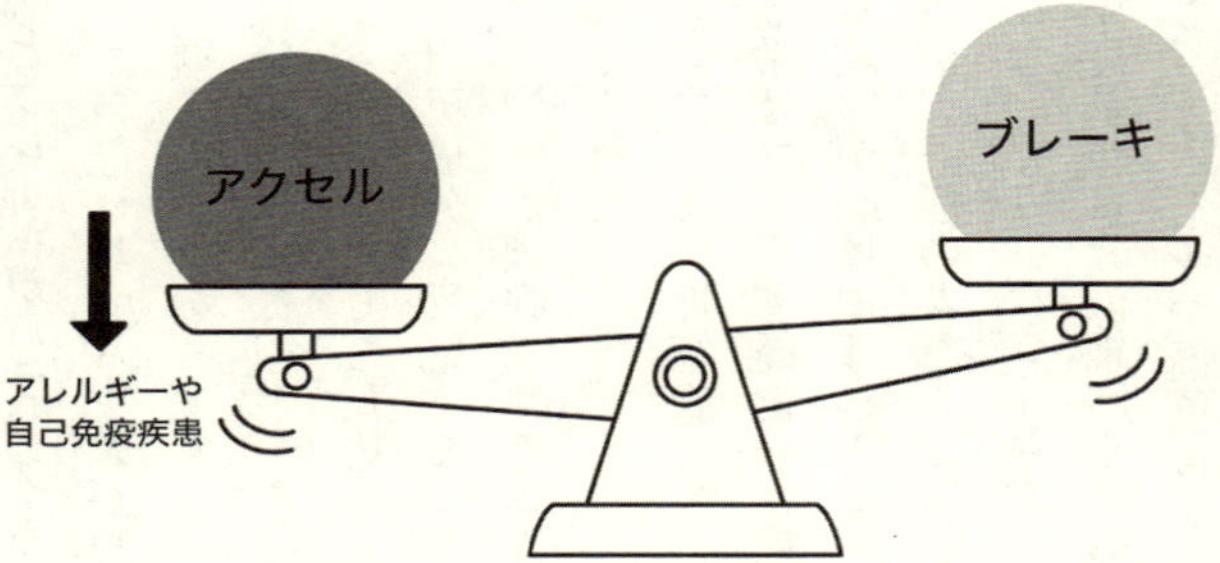

を持つ人がわれわれの中にはいるようで、そのような人では自己に対する攻撃（自己免疫）が起きやすいのです。

では、どのような体質あるいは遺伝的要因が問題なのかというと、残念ながら、ほとんどわかっていません。また、なぜ感染をきっかけとして自己に対する攻撃が始まるのかについても、よくわかっていません。

テレビや新聞の広告を見ていると、何か特定のものを食べたり飲んだりしたら、すぐに免疫力が改善したり高まるかのように思われるかもしれません。でも、話はそれほど簡単ではありません。免疫力を高めたらそれがすぐに健康維持につながるかのような話が多いのですが、実際は免疫力とはなかなか複雑なものです。単に免疫の反応性が高まればいいというものではありません。

というのは、免疫のアクセルだけが踏み込まれてしまうと、先に述べたようにアレルギーや自己免疫疾患が起きてしまうことがあり、かえって健康を損なうことになるからです。大事なことは、アクセルとブレーキの両方が必要に応じてバランスよく働くことです。

本来「免疫力が高い」ということは「バランスがとれた免疫の力を発揮できる状態」のはずであって、単に免疫の反応性が高いということではありません。

腸管の細菌が免疫の働きに影響する

最近、われわれの腸管（ちょうかん）の中にいる細菌叢（そう）（生きた細菌の集合のこと）が、免疫のアクセルとブレーキの働きに影響することがわかってきました。これに関してよく聞く表現ですが、健康に良い働きをする細菌のことを善玉菌（ぜんだま）、悪い働きをするのを悪玉菌（あくだま）、どちらでもないものを日和見菌（ひよりみ）、などということがあります。

免疫学的にいえば、免疫を働きやすくするのが善玉菌、免疫の働きを下げるのが悪玉菌ということになるでしょうか。ところが、このたとえはどうもやや微妙のようです。ちょっと言いすぎかもしれませんが、人でも善人と思われながら実はそうでないことがあり、また、悪人そうに見える人が実は善人であることもあります。

残念ながら、細菌においてもこれは同様みたいです。たとえば「乳酸菌は善玉、クロストリジウムは悪玉」みたいな話をしばしば聞きますが、実際は、同じクロストリジウム属でありながら毒素を作って悪玉として働く菌もあれば、免疫細胞の分化を助けて善玉として機能する菌もあります。つまり、細菌でも「これは善玉、これは悪玉」と簡単には分けられないのです。

世の中には腸内の善玉菌を増やすと広告されている食物や飲料がいくつもあります。しかし、実際はそのような食物や飲料に含まれる細菌が腸内に入ってきても、その多くは既存の細菌との生存競争には勝てず、外来性の細菌は簡単には腸管に棲みつけません。

つまり、何かを食べて免疫力アップ……というような話は魅力的に聞こえるのですが、腸内の細菌叢はそう簡単には変化してくれないのです。食べ物や飲み物では短期間でそんなことは起きないということを理解してください。これについては、次のQ４やQ６でも詳しく説明します。

Q4　免疫力はすぐに上がったり下がったりするのか？

外来性の細菌は簡単には腸管に棲みつけない

免疫力とは、自然免疫と獲得免疫を併せた総合力のことです。自然免疫がうまく働かないと、一方の獲得免疫がうまく働かないので、自然免疫が大きく抑えられた時には獲得免疫の機能も強く抑えられるようになります。

しかし、体内では、自然免疫と獲得免疫はそれぞれ独自に機能調節されている部分もあります。少々何かがあったからといって、自然免疫、獲得免疫の両方の機能が一度に上がったり下がったりはしないようになっているのです。

Q3で述べたように、免疫力は腸管に存在する細菌叢によって影響を受けますが、よほど大きなストレスがかからない限り、この細菌叢が短期間で急激に変わることは通常はありません。

たとえ口から市販のプロバイオティクス食品（ヒトに有益な作用をもたらす微生物を含む食品

のこと)、あるいは医療用医薬品としてのプロバイオティクスを摂取することにより特定の細菌を取り込んでも、腸管にはすでに多くの細菌が満ち満ちているので、外来性の細菌が簡単に腸管に棲みつくようなことはありません(テレビや新聞で見ることとはかなり違いますよね)。一部でも棲みつくようにするためには、かなり長期にわたるプロバイオティクスの摂取が必要です。

それから、これもしばしば誤解されている点ですが、現在使われている医薬品としてのプロバイオティクスの多くはかなり以前に認可されたものであり、「投与したら、かくかくしかじかの効果があった」という程度の旧来の試験方法を用いて得られたものです。公平性、信頼性が高い二重盲検無作為化比較試験が行われたものはほとんどありません。

註:二重盲検無作為化比較試験とは、被験薬が投与される処置群と偽薬(プラセボ)が投与される対照群に分けて行われる試験で、処置群と対照群はまったくランダムに選ばれます。そして、治験に関わる医師と被験者のどちらもどのような薬が投与されるのか一切知らされません。これによって、医師、研究者の恣意や被験者の予見や期待などが排除されやすくなり、薬物の効果を正しく評価できるとされています。

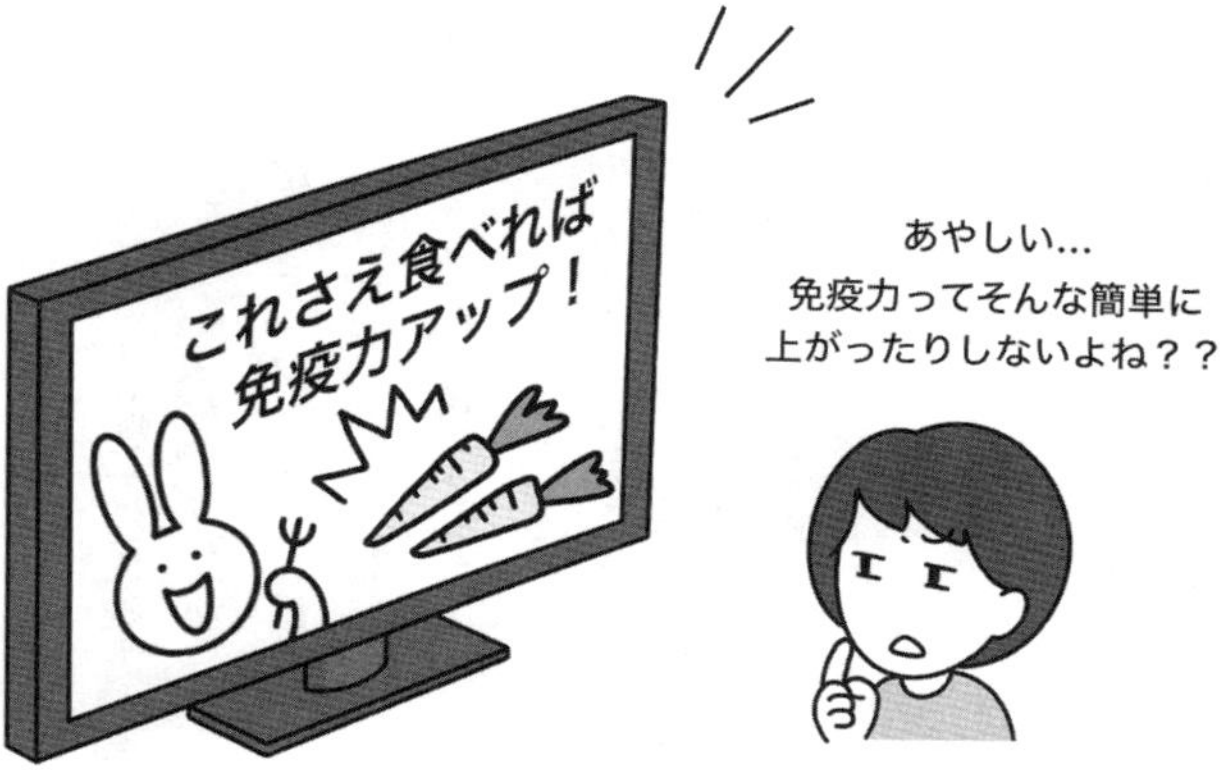
これさえ食べれば
免疫力アップ！
あやしい…
免疫力ってそんな簡単に
上がったりしないよね？？

一方、旧来の試験方法では、医師、研究者などが何を投与しているかを知った上で行っていたために、出てきたデータが必ずしも公平に扱われずに、いわゆるチャンピオンデータ（必ずしも再現性が高くないが、一見都合のいいデータのこと）が選ばれて使われてきた可能性が否定できません。

つまり、医薬品としてのプロバイオティクスには、臨床的に確かに効果があるというしっかりしたエビデンスがあるものが多くないのが実状です。実際に有効成分が入っていないプラセボであっても、服用者が「効き目がある」と思い込むことによって病気の症状が改善するという「プラセボ効果」というものがあります。プロバイオティクスではこれがかなり働いている可能性が否定できません。

　このように、実際には免疫力が急にアップするようなことはなかなか起こりにくいのです。何かをたくさん食べたからとか飲んだからといって、免疫力がすぐに上がるようなことは期待できないと思ったほうがいいでしょう。

　私自身は毎朝ヨーグルトを食べていますが、別に免疫力アップのためを思っているわけではありません。単なるルーチンみたいなものです。食べると、その日が始まるみたいな感じです。

　あとでも述べるように、免疫力のもとである免疫系は、多種類の細胞から構成されていて、さらに血管系、神経系や内分泌系などのさまざまな生体系からの機能調節を受けています。複雑な仕組みなので、ちょっとやそっとの刺激で急に機能がアップするようなことはまずありません。

Q5 ストレスが免疫の働きを下げる？

免疫にとってストレスは天敵

免疫力低下に関してもストレスは同様で、免疫系は複雑な仕組みなので、簡単には機能が低下しないようになっています。つまり、免疫力とは急には下がらないようにできているのです。ただし、ストレスは少し特別です。心的なストレスや肉体的なストレスが一定期間以上続くと、免疫力は大きく下がってきます。

ストレスが続くと副腎（左右の腎臓のすぐ上にある内分泌器官）から副腎皮質ホルモン（コルチコステロイドあるいは糖質ステロイドともよばれる）が多量に作られるようになるからです。副腎皮質ホルモンはさまざまな細胞に働きますが、なかでも獲得免疫の主役であるリンパ球にはよく働き、リンパ球の機能を低下させるともに、リンパ球の一部を殺します。このために免疫系の機能が低下します。

ストレスは万病のもとといわれますが、その理由のひとつは、副腎皮質ホルモンが作られすぎて免疫機能が低下するためです。これによって、さまざまな病気が起きやすくなってきます。免疫にとっては、ストレスは天敵のような存在です。少々のストレスはあまり問題ないのですが、長く続くと免疫に悪い影響が出てきます。副腎皮質ホルモンが「ストレスホルモン」とよばれる理由がここにあります。

最近、われわれの体内には、副腎皮質ホルモン以外にも実は複数のストレスホルモンが存在することがわかってきました。それがアドレナリンとノルアドレナリンです。皆さんも聞いたことがある名前ではないかと思います。

アドレナリンやノルアドレナリンは、副腎髄質や交感神経末端から分泌されます。どちらも、からだが「さぁがんばるぞー」という「戦闘モード」に入る時にどんと放出されます。アドレナリンは主に心臓に働いて心拍数や心筋の収縮力を増やし、ノルアドレナリンは主に血管に働いて細い動脈を収縮させ、どちらもこのような作用を介して血圧を上昇させます。

皆さんも経験があると思いますが、運動会のかけっこの前に急に心臓がどきどきしてなんとなくハイになる感じがありましたよね。これが戦闘モード状態なのです。アドレナリンやノルアドレナリンは作用がお互いによく似ていて、化学的には「カテコラミン」と総称されます。戦闘モードにスイッチを入れるホルモンです。

カテコラミンは獲得免疫の主役のひとつであるT細胞にも働いてT細胞を元気にしてくれるのですが、一方で、これらが働きすぎるとT細胞がかえって疲れてしまい、機能できなくなることが最近わかってきました。カテコラミンは、作られすぎると、免疫系に対するストレスホルモンとして働くことがあるのです。

T細胞がストレスを受けて、がん細胞が増殖

このようなことが、最近、がんに対する免疫において示唆されています。がん細胞が体内にできてくると、免疫細胞であるナチュラルキラー（NK）細胞やT細胞がそれを認識してがん細胞を殺そうとします。

ところが、がん細胞の勢いが強すぎて免疫系がうまく対処できないと、免疫系の中でも特にT細胞がストレスを受けて疲れてしまい（疲弊してしまい）、殺せるはずのがん細胞を殺せなくなることがあります。疲弊T細胞という攻撃能力が低い細胞ができてしまうのです。いったん疲弊したT細胞はがんからの刺激を受けても疲弊したままで、機能が戻りません。その結果、がんが免疫との戦いに勝つようになります。

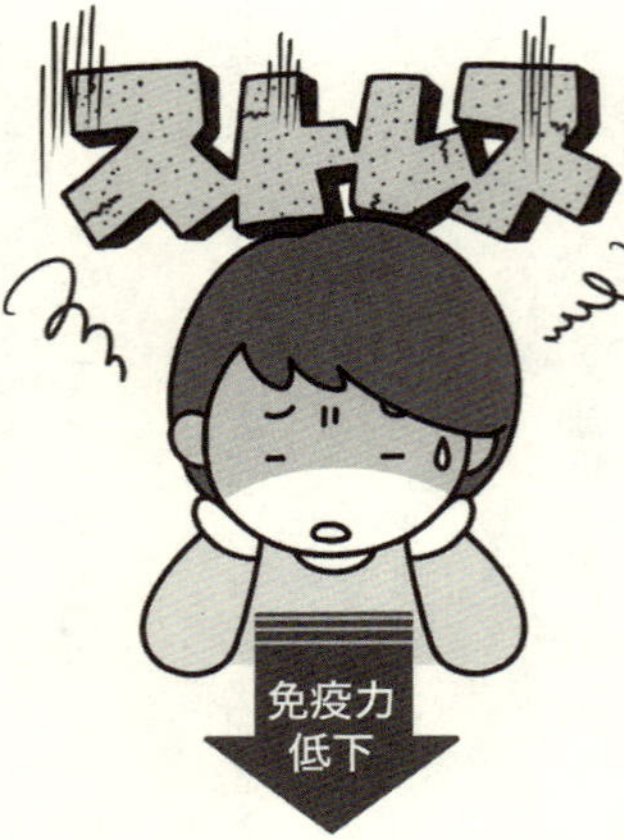

マウスの数種類のがんでは、がん組織内で疲弊T細胞が実際に増えていて、特に交感神経線維の周りで大きく増えているようです。[*2] 交感神経末端からはカテコラミンが多量に放出されるので、疲弊T細胞ができやすくなっているのでしょう。

カテコラミン刺激を実験的に除去したり、あるいは疲弊T細胞自体を除去したりしてやると、がんに対する免疫細胞の勢いが戻ってきて、がんに対する免疫療法の効果が大きく上がることから、がん組織で過剰なカテコラミン刺激によって疲弊T細胞ができることが、結果的にがん細胞が増殖する理由のひとつとなっているように見えます。

もしヒトでも同様のことが起きているのであ

れば、疲弊T細胞を作らせないようにすることが、がんの免疫療法の成否を分けることにつながるのかもしれません。これは、がんに対する新たな免疫療法開発のためにきわめて重要なことになるはずです。

もうひとつ大事なことがあります。アドレナリンやノルアドレナリンは「さぁがんばるぞー」という時に作られる物質なので、頑張りすぎはかえってこれらの物質の作りすぎにつながり、からだにとっては良くないこととなります。ほどほどに頑張ること、そしてストレスがある時は休憩をして免疫系を休ませて疲弊させないことが大事です。

ストレスが解消されると、からだに復元力が働いて、おおむね免疫力が元の状態に戻ってきます。そこからは、ちょうど脈拍や血圧のように、状況に応じて少々上がったり下がったりしますが、通常はその変化は一定範囲内でおさまります。ストレスが無くなったから免疫が前より強くなるわけではありません。

それと繰り返しになりますが、免疫力が強くなった、弱くなった、ということよりも、免疫がバランスよく働くことのほうがずっと大事です。

Q6 免疫力の維持に食べ物はどのぐらい重要か？

腸管自体が立派な免疫組織

免疫力をバランスのいい状態で維持するには、まずは規則正しい生活を心がけることが重要です。なかでも過食、過飲をしないこと、適度に運動をすることが大事ですが、同時に、腸の調子を整えておくことが大事です。それが免疫力をいい状態に保つことにつながります。

なぜかというと、Q11でも述べるように、全身のリンパ球のうちのかなりが腸管に存在し、腸管自体が立派な免疫組織だからです。腸管にリンパ球が多く集まっている理由は、腸管が主に食べ物など、外界からものを取り込む場所であり、異物の侵入を防ぐ免疫の最前線でもあるからです。

腸管内にはおよそ1000種類、総数100兆個ともいわれる、とんでもない種類と数の腸内細菌が存在します。この腸内細菌を見張っているのが腸管の免疫細胞、特にリンパ球です。逆に、腸内細菌の一部は腸管のリンパ組織の内部にまで入り込んで、リンパ球が特定の機能を持つように刺激を与えています。つまり、腸内細菌は、腸管リンパ球の働きを調節する役目も持っています。腸内環境が一定に保たれないと、腸内細菌の組成が安定しません。そうなると、腸管の免疫環境に悪影響が出てきます。

また、腸内細菌の集まりを叢（くさむら）に見立てて、「腸内細菌叢」あるいは「腸内フローラ」とよびます。健康な人では腸内細菌叢の組成はだいたい安定していて、個人の中で大きく変化することはありません。一方で、この腸内細菌叢の組成が異常になった状態のことを「ディスバイオーシス」といいます。腸内細菌叢が乱れた状態です。

この状態が進むと、腸管内を覆う粘液が薄くなってきて、異物が侵入しやすくなり、炎症が起きやすくなります。これは、腸管の自然免疫（われわれが生来持っていて病原体の侵入を防ぐために必要な非特異的な免疫のことで〈Q1、Q13参照〉、腸管内腔（ないくう）の粘液もその構成成分のひとつ）が腸管の細菌叢によって機能調節を受けているからです。

適当な細菌叢が存在すると、自然免疫がうまく刺激され、その結果、自然免疫が訓練されて、悪い働きをする細菌の侵入を防ぐ能力が上がるというわけです。逆に、細菌叢が乱れると自然免疫がうまく働かず異物が侵入しやすくなり、炎症が起きやすくなります。ということは、腸内細菌と免疫細胞は共生をしていてギブ・アンド・テイクの関係にあるということです。この共生関係が大事なのです。

一方、これが乱れたのが上記のディスバイオーシスです。この状態になると便秘や下痢、肌荒れなどがみられ、なんとなく体調が良くないという感じが続きます。おならの臭いや便通が変わってきた時にはこのディスバイオーシスになりかけなのかもしれません。注意する必要があります。

生きた細菌はほんの少ししか腸管に到達しない

この腸内細菌叢の安定化には食べ物が大きく関係します。繊維分の多い食べ物は、排便活動を盛んにするとともに、繊維分は腸内細菌（特に有用な働きをする細菌）のいいエサとなります。

日本人の腸管には、食物繊維をエサとして発酵反応を促進する細菌が多く、そのような細菌からは「短鎖脂肪酸」とよばれる健康に有用な一群の代謝産物が多く作られます。

註：脂肪酸とは油脂の構成成分で、炭素が数個から数十個つながった構造をしていて、

そのうち炭素数が6個以下のものが短鎖脂肪酸です。短鎖脂肪酸には、酢酸、酪酸、プロピオン酸などがあり、抗肥満作用、基礎代謝の向上、免疫細胞の機能的バランスの維持・改善や、腸の蠕動（ぜんどう）運動促進など、さまざまな作用があるといわれています。最近、健康にいい物質として大きく注目されています。

一方、過剰に脂肪を摂取すると、胆汁酸（脂肪を乳化して分解・吸収を促進する物質）が胆管から腸管内に多量に分泌され、このため細菌叢が不安定化して、ディスバイオーシスが起きる原因となります。過度のアルコール摂取もディスバイオーシスを起こします。過食、過飲をせずに、ふだんから腸の調子を整えておくこと大事です。

Q4でも触れましたが、腸内細菌叢を安定化させるものとして、乳酸飲料を含むプロバイオティクスがしばしば使われます。プロバイオティクスには人体にいい影響を与える細菌が含まれているはずなのですが、細菌自体は胃液で消化されるので、生きた細菌はほんの少ししか腸管には到達しません。

しかし、細菌の分解産物やプロバイオティクス中に含まれるオリゴ糖などが腸内細菌のエサとなって、間接的にいい効果をもたらす可能性があります。ただし、その効果が現れるまでには時間がかかります。プロバイオティクスを飲んだからすぐに体調が良くなるわけではありません。

特定の食べ物にこだわるより、いろいろなものをまんべんなく

これは、プロバイオティクスのみならず一般的な食べ物でも同様です。何か特定のものを摂取したから急に免疫力がアップするかというと、そんなことは簡単には起きません。免疫力を上げる食べ物として、きのこや納豆などの発酵食品がしばしば挙げられますが、普通に口から摂取できるぐらいの量を1回や2回食べても、実際は免疫の力はほとんど変わりません。

これらのものをしばしば摂取することによって、長い目で見ると、有用な腸内細菌を増やし、細菌叢の安定化につながる可能性はあるのかもしれませんが、短期間の効果はほとんど望むことができません。

いずれにせよ、特定の食べ物にこだわるよりは、いろいろなものをまんべんなく食べることのほうが大事でしょう。免疫の機能を保つのに大事なビタミンやミネラルが補給されるようになるからです。

**食べ物は免疫の維持に必要だが
特定のものを食べても
免疫力アップは期待できない**

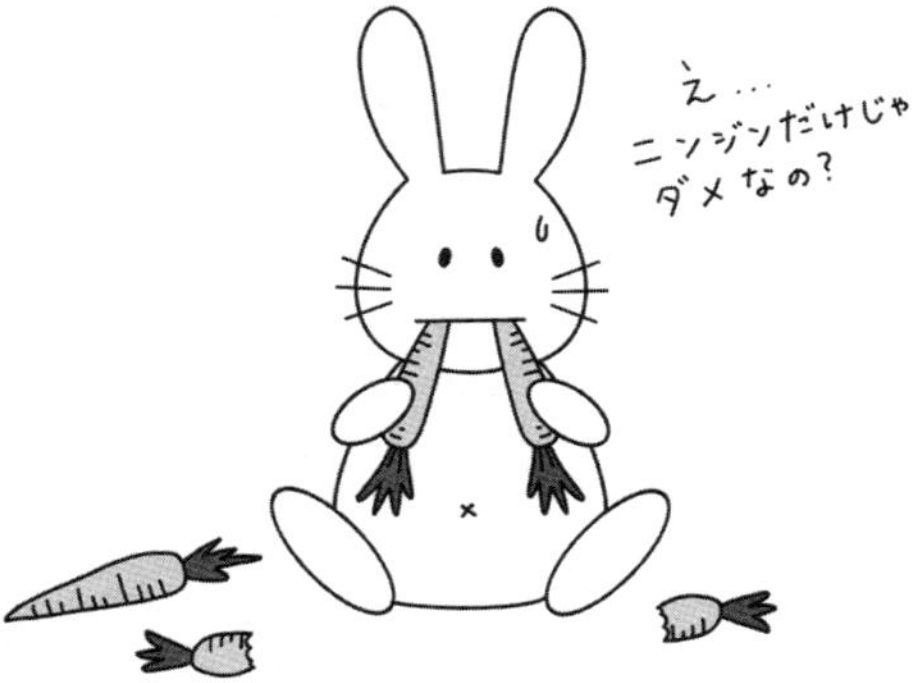

免疫をサポートする栄養素として、ビタミンA、ビタミンD、ビタミンC、ビタミンEや亜鉛などがよく挙げられますが、それはこれらの栄養素はすべて免疫の働きに必須だから大事なのです。不足すると、免疫の働きが落ちてしまうことから、これらの栄養素の重要性がうたわれています。

　ところが、新聞やテレビ番組を見ると、これらの栄養素がしばしば「免疫力をアップできる」として挙げられています。免疫力が落ちている時には回復に役立ちますが、これらの栄養素を多くとればその分、免疫力が上がるかというと、そんなことはありません。どうもこのあたりに安直な理解というか大きな誤解がありそうです。

繰り返しになりますが、これらの栄養素は免疫機能が十分に働くために重要なのです。単にたくさんとったら免疫力がアップするのではありません。足りないと免疫機能がサポートされずにからだの防御力が下がるのです。

栄養素の摂取が一定程度に保たれていれば、免疫は期待通りに機能するので、無理にたくさん補給する必要はありません。一方、夏バテなどで食事量が減っているような時には、サプリメントなどの形でこれらの栄養素を補給することによって、一度下がった免疫力が回復してきます。

でも健康時よりも免疫力がさらにアップするかというと、そうではないのです。どうも世の中は、物事の原理をよく理解しないまま、手っ取り早い話に飛びついているような気がします。

Q7 笑ったら免疫力がアップするのか？

笑えば笑うほど免疫力が上がるわけではない

テレビや週刊誌ではしばしば「笑ったら免疫力がアップする」と報じられています。確かに、笑うとストレス解消につながるので、ストレスホルモンの分泌が減り、一度下がった免疫力の回復に役立つことは理屈にかなっているように思えます。

でも、Q6で述べた食べ物やサプリメントの話と同じですが、笑えば笑うほど免疫力が上がるというわけではなく、笑うとストレスが和らぐためにストレスホルモンの血中濃度が下がり、結果として免疫系の働きを阻害するものが無くなり、免疫系が働きやすくなる、あるいは一度下がった免疫力が復元しやすくなる、ということのほうが考えやすいと思います。

では、このような場合、どうやって免疫力を測定しているのでしょうか。文献を見ると、多くの場合、血液中のナチュラルキラー（NK）細胞の数や活性を測って結論を下しています。NK細胞は自然免疫系に属する細胞で、がん細胞やウイルス感染細胞などを見つけ出して殺す能力を生まれつき持つ細胞です。リンパ球の仲間です。ストレスによってその数が減ることから、しばしば、からだの免疫力をそのまま反映する細胞であると理解されているのですが、実際は自然免疫の力の一部だけしか反映していません。

NK細胞だけを調べるのは、免疫系という機械全体の中の部品ひとつの機能を見ているようなものです。調べるのが簡単ということもあるのでしょう。テレビなどではしょっちゅうNK細胞活性をもとに免疫が上がったとか下がったとか言っています。

たとえば、おなかを抱えて笑うような面白い動画を一定時間観たあとに血液中のNK細胞活性が上がっていたのに対して、天気予報のような笑わない番組を観た時にはNK細胞活性は変わっていなかった、だから笑うと免疫力がアップしているに違いない、というような話がしばしば出ています。

NK細胞数はさまざまな要因によって簡単に変化する

ところが、どの調査でも、調べた人（被験者）の数や実験回数が少なく、限られた数の人に対して特定の検査を一定回数だけ行い、観察された結果をそのまま解析するという単純な解析法のものが多いようです。

どうも人での実験の場合、実験動物で行われるようなしっかりとした対照群を立てた上での解析が少なく、被験者数や実験回数を増やしての再現性の確認をしないまま、最終結論に至っているものが多いように見えます。

さらに、このような話の解釈を難しくするのは、血液中のNK細胞数がさまざまな要因によって簡単に変化するという点です。たとえば、血液中のNK細胞数やNK細胞活性は日内変動が見られます。朝が一番高く、夜中に向かって大きく下がり、そもそも朝と夜中では2倍ぐらい値が違うのです。

ということは、時間のかかる実験操作をしてその前後のNK細胞数やNK細胞活性を比較する時には、その経過時間や実験を行った時刻を考慮に入れないといけないことになります（でも、そのようなことを考慮している研究はきわめて稀です）。

それと、血中NK細胞の数や活性は、睡眠不足やストレスなど、その時の体調や状況によっても大きく値が変わります。ということは、何かの調査をする時には、これらの点を考慮した上で被験者をそろえることが必要になります。被験者の検査前の生活状態、健康状態が多様であれば、出てくる結果も当然多様になる（ばらつく）からです。

しかし、そのようなことを考慮して被験者を選んでいる研究は少なく、むしろ都合のいいデータが出た時にそれをそのまま報告しているように見えます。

血液中のNK細胞数を測ってもわからない

もうひとつ大事なことがあります。それは、たとえ血液中のNK細胞が増えた、あるいは減ったとしても、それが必ずしもからだ全体のNK細胞数や機能を反映しているのではないということです。

NK細胞を含むすべてのリンパ球がそうですが、血液中をパトロールしながら、一時的にリンパ節や脾臓などのリンパ組織に入り、そこでしばらく巡回し、異物に出会わなければ、また血液中に出てきて体中を循環しているのです。つまり、NK細胞はいつも血液の中にいるのではなくて、リンパ組織に一定期間滞在します。

もしなんらかの理由でリンパ組織におけるNK細胞の滞在時間が長くなれば、血液中のNK細胞数は一時的に減ります。逆に、リンパ組織での滞在時間が短くなれば、その分、血液中でのNK細胞数が一時的に増えます。でも、どちらの場合でも、からだの中のNK細胞の総数は変わっていないのです。

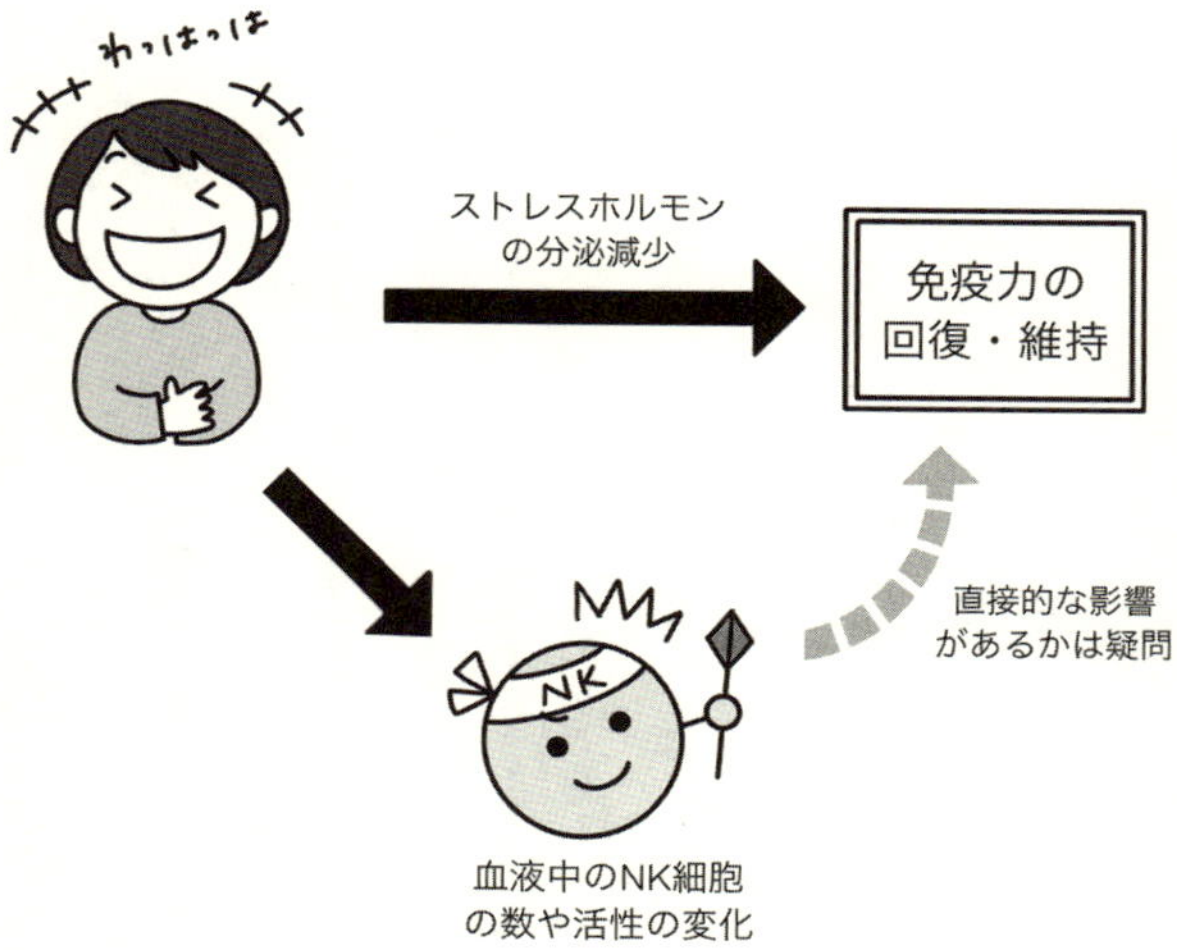

さらにもうひとつ重要なポイントとなることがあります。NK細胞がどこで相手を見つけて殺すかというと、血液中ではなくて、リンパ組織であると考えられています。血液中に入った異物は、リンパ組織に取り込まれ、そこでNK細胞による異物排除反応が起こります。NK細胞が相手を認識する時には、相手の細胞と密着することが必要です。

血液中のように細胞がお互いにばらばらでいる時にはNK細胞は働きにくいのですが、リンパ組織の中で異物の細胞と隣り合った時にはNK細胞がその能力をもっとも強く発揮するのです。そのことを考えると、血液中におけるNK細胞の数や活性は単なる見かけの数字であって、それが少々増えても減ってもからだ全体には大した影響がないであろうと考えられます。

このように血液中のＮＫ細胞数や活性を一度や二度測っても、それだけではあまり意義のあることはいえないようです。たとえ落語を聞いたあとに血液中のＮＫ細胞数や活性が増えたように見えても、その意義はあいまいです。本当に被験者の免疫力アップにつながっていたのかはわかりません。

ただし、笑うこと自体はストレス解消につながり、ストレスが無くなると免疫力が維持されやすくなるので、笑うことは免疫にとっていいことだと思います。しかし、それが果たしてＮＫ細胞の数や活性を介して起きているかどうかはきわめて疑問であると私は考えています。

Q8　運動は免疫力の維持に大事なのか？

さまざまな病気の死亡率、発症率が低下

免疫力の維持には笑うことも大事かもしれませんが、運動をすることはもっともっと大事です。実際、これまでに多くの論文が免疫力維持における運動の意義について報告しています。

特に、定期的に運動をすることによってすべての病気の死亡率が下がり、慢性疾患の発症やさまざまな病気の発症率もかなり低下することがわかっています。免疫力を落とさないようにするためにはとても確実な方法です。

ただし、運動をする場合、激しい運動である必要はありません。ともかくからだを動かすことが大事で、それを定期的に行うことによって、次第に病気になって死亡する率が下がっていきます。*3

どのぐらい運動をしないといけないかは、個人の活動状況、健康状態などに依存します。

からだが元気で動ける人は、無理のない範囲でどんどん動くのがいいでしょう。一方、からだの自由度が下がっている人は、自分なりにできる範囲で無理せずに動くことが大事です。どちらの場合にも、運動のやりすぎはかえって逆効果になります。

スポーツのやりすぎがからだに良くないのは、過剰な運動によって筋肉などの組織が傷つき、それによってからだの自然免疫が過剰に刺激を受け、組織に炎症反応が起きるからです。[*4] さらに心血管系に余計な負担をかけることにもなります。そのために免疫機能がかえって一時的に低下することになります。

スポーツ選手は短命なのか

それを反映していることなのかどうか、よく「スポーツ選手は短命である」と、いろいろなところに書かれています。確かに競技スポーツでは、激しいトレーニングや食事制限などが続くことがあり、肉体的に大きなストレスになることがしばしばあります。

しかし、1998年に書かれた『スポーツと寿命』（大澤清二著、朝倉書店）という本では、男女を区別せずにスポーツ種目ごとに平均寿命を見ています。当時の平均寿命は男性77・2歳、女性84歳だったのですが、この本によると、陸上中長距離選手では80・3歳、剣道

77・1歳、ボート76・2歳とのことです。

これだけを見るとスポーツ選手の寿命が特に短いようには見えません。しかし、同じ本の中では、レスリングでは65・6歳、ボクシング61・5歳、相撲（プロ）56・7歳と書かれていて、からだに直接ダメージを与えるようなスポーツでは短命の傾向にあることが指摘されています。

ただし、これが選手生活の時のダメージによるものなのか、その後、競技スポーツを急にやめてしまったことが影響しているのか、それとも選手生活をやめてからの食生活を含む生活様式の問題だったのかなどについてははっきりしません。

一方、海外からもさまざまなデータが報告されています。たとえば、フィンランド代表として国際大会に出た、いわばエリート選手の平均寿命は、持久系スポーツ75・6歳、混合系スポーツ73・9歳、パワー系スポーツ71・5歳で、対照群は69・9歳だったことから、この場合もやはりスポーツ選手の寿命が短くはありませんでした。[*5]

また、同じフィンランドの別の研究グループが同国の男性エリート選手と一般人を比べたところ、虚血性心疾患を起こすリスクは、持久系スポーツ、混合系スポーツで約3割減、脳卒中による死亡リスクは持久系スポーツで約5割減、混合系スポーツで約4割減と、いずれの場合もエリート選手のほうが一般人よりもリスクが低くなっていました。[*6]

ここでも「スポーツ選手だから短命」とか、「スポーツをやりすぎると病気にかかりやすい」とか、一概に言うことはできません。一般の人たちでは、むしろ一定量の運動を定期的にすることによって健康増進に役立つと考えられます。

その一例として、運動を続けることによって血液中のさまざまな炎症マーカーが低下してくることがわかっています。

たとえば、CRPというタンパク質は、体内で炎症が起きたり細胞が傷ついたりすると値が高くなる、いわゆる炎症マーカーですが、ふだんから運動をしている人たちはよほど激しい運動をしてもCRPが上がりにくいことがわかっています。[*7]

その理由のひとつに、運動によって、体内で炎症を抑える働きのある抗炎症性タンパク質が複数作られるようになることがあるようです。運動自体は、やりすぎると確かに筋肉などに炎症を起こすことがあるのですが、からだにはそれを元に戻そうとする恒常性維持反応が存在していて、運動をすると体内で複数の抗炎症性タンパク質が作られるようになっています。

このために、ふだんから運動をしている人では、あらかじめ複数の抗炎症性タンパク質が体内でできていて、炎症が起こりにくくなっているのです。つまり、筋肉のストレスに対する予備能力が高くなっているのです。

運動は血管にも働いて、血管の機能をアップさせます。運動をすると、血流が増加し、これによって血管の内側を覆う内皮細胞が刺激されて、血管を拡張させる物質である一酸化窒素（NO）が作られて放出されるようになるのです。すると、NOは血管壁に存在する平滑筋（へいかつきん）に働いて、平滑筋の緊張を緩め、このために血管が広がり、血液が流れやすくなります。

一方、運動によって交感神経が刺激されるために、Q5で述べたカテコラミンが放出されて血管壁が収縮するようになるのですが、上記のごとく、NOを介する血管拡張が同時に起きているので、血圧が上がりすぎることなく、うまく調節され、血管がよく機能するようになります。

ふだんから運動している人の血管の内皮細胞はNOを作る能力が高く、血管をやわらかい状態に保つのに役立っています。また、NOは血管だけでなくリンパ管を包む平滑筋細胞にも働いて緊張を緩めてくれるので、リンパ液の流れも良くなります。

あとでも述べるように（Q12）、免疫細胞は血管とリンパ管の両方を用いてからだ中をパトロールしていることから、運動は血管とリンパ管の流れを良くして免疫細胞のパトロール機能を亢進させ、これによってもからだにいい効果をもたらします。

慢性炎症が起こりにくくなる

これに加えて、運動によって骨や筋肉からからだにいい物質が放出されることが最近わかってきました。たとえば、筋肉運動によって骨の中にある骨芽細胞から「オステオカルシン」という物質が放出されます[*8]。

オステオカルシンはすい臓に働いてインスリンを作らせます。インスリンは細胞のグルコースの取り込みを促進して血糖値を下げる役割があるので、運動による血糖値の低下に一役買います。オステオカルシンはまた、男性では睾丸に働いて筋肉量や筋力増強をもたらす男性ホルモン（テストステロン）を作らせます。脳の活性化にも役立ちます。

また、運動によって筋肉から「マイオカイン」とよばれる種々の生理活性物質（サイトカイン）が放出され、全身の臓器に働いてその機能調節をします。このように、なぜからだを動かすことが健康にいいのかが、分子レベルで次第にわかってきています。

一方、運動をせずにぶらぶらしていると、消費するカロリーが減り、摂取するカロリー

図表1 定期的な運動には慢性炎症を抑える効果がある

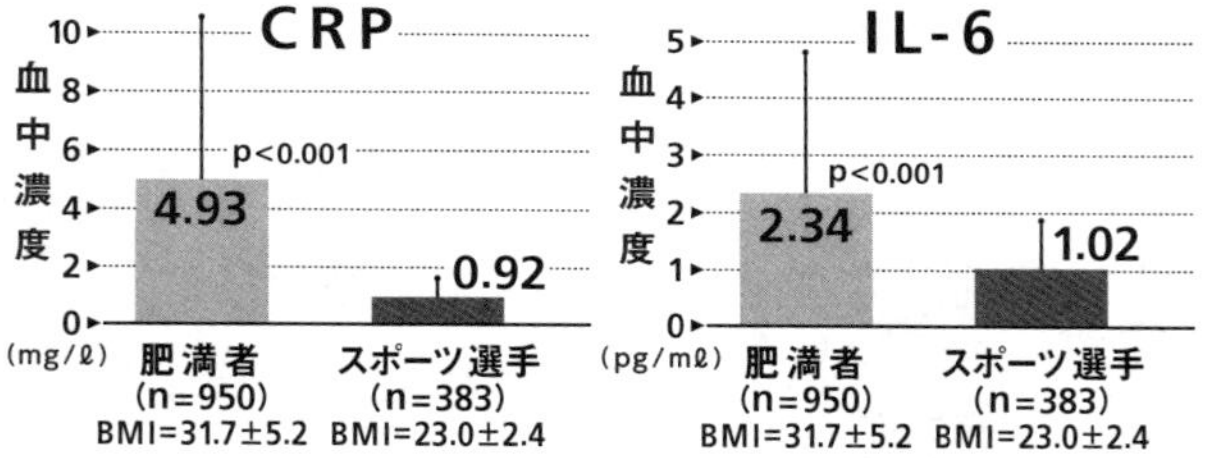

BMIが26を超える肥満者では、血中のCRPやIL-6などの炎症マーカーが高い値を示す人が多いのに対して、スポーツ選手ではいずれの炎症マーカーも低い値を示す。

出所：Nieman DC&Wentz LM, *J Sport Health Sci*, 8:201, 2019.

のほうが相対的に多くなるので、次第にからだが太ってきます。

肥満の度合いが進むと、脂肪組織で慢性的な炎症が起きるようになり、そのために血液中の炎症マーカーが次第に上がってきます。それを示すのが**図表1**です。

BMI（body mass index：ボディマス指数）が26を超える肥満の人では血液中のCRP（炎症時に肝臓で作られるタンパク質で、炎症時のマーカーとされる）がやや高い値を示す人が増えています。

また、これは別の炎症マーカーであるIL－6（インターロイキン－6）でも同様です。IL－6は炎症性サイトカイン（免疫細胞から分泌されるタンパク質で、炎症時にたくさん作られる）のひとつで、感染症、外傷、慢性炎症などで血液中の値が上昇し

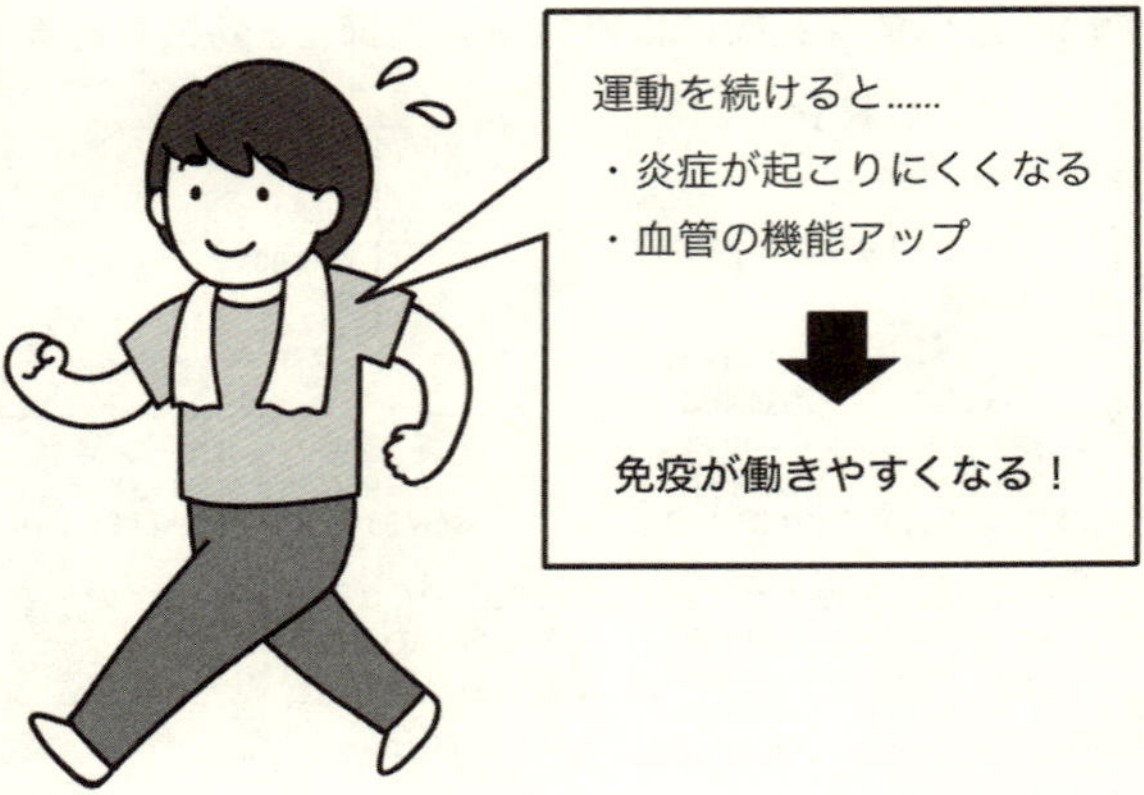
運動を続けると……
・炎症が起こりにくくなる
・血管の機能アップ
免疫が働きやすくなる！

ます。ＢＭＩが26を超える肥満者では、ＩＬ－６でも高い値を示す人が多くなっています。

これに対して、ＢＭＩが標準値であるスポーツ選手ではいずれの炎症マーカーも低くなっていました。

つまり、スポーツ選手では肥満者に比べてからだの中の炎症の程度がずっと軽くなっています。からだを動かすと肥満になるのが抑えられ、脂肪組織での慢性炎症が起こりにくくなるのです。

Q9 コロナ禍でわれわれの免疫は低下したのか？

「集団免疫」という言葉が間違って使われている

新型コロナの流行以後、インフルエンザなどの呼吸器系ウイルス感染症の発生が急激に増えたりしていることから、われわれの免疫力が落ちているのではないかといわれることがあります。でも、それは本当でしょうか？

テレビである小児科医が「最近、子どものRSウイルス感染症（風邪様の病気で、2歳までにほとんどの子がかかるウイルス感染症）が増えている。それは子どもたちの集団免疫が下がっているから……」という趣旨のことを言っておられました。しかし、これは違います。そもそも「集団免疫」という言葉が間違って使われています。

集団免疫とは「ある感染症に対する社会全体の抵抗力のこと」です。「人口の一定割合以上が免疫を持つとその社会では感染者が出ても他の人に感染しにくくなり、社会全体でその感染症が流行しなくなる状態」が集団免疫という状態です。

ところが、子どもたちに関しては、ふだんは親たちやさまざまな年齢の家族と一緒にいることが多く、幼稚園、託児所などの施設では職員さんたちと一緒にいます。つまり、子どもたちだけが集団免疫を持ったり持たなかったりすることはとても考えにくいことです。免疫学的観点からはちょっと納得ができません。

ここ2年ほどRSウイルスなどの子どもの感染症が大きく減っていたために、子どもたちがこれらのウイルスに対して獲得免疫を得る機会が大きく減り、このために彼らがRSウイルスなどにかかりやすくなっていることは確かです。

ふだんだと、子どもたちは学校をはじめとするさまざまな場所で種々のウイルスにさらされます。そのために免疫が何度も刺激、訓練されて、いわゆる「訓練免疫」ができ、さらには獲得免疫もできてくるのです。

一方、コロナ禍で社会からインフルエンザ、RSウイルス感染症やヘルパンギーナなどの感染症が大きく減ったために、これらのウイルスにさらされる機会が減り、このために子どもたちの免疫への「訓練効果」が少なくなってしまいました。つまり自然免疫の活性化の程度が下がり、特定の病原体に対する獲得免疫も低下しています。そのために、これらのウイルスにかかりやすくなっているのです。

しかし、これは個人レベルの問題であって、社会的な集団免疫が低下しているということではありません。それにRSウイルスは感染しても免疫が数ヵ月から1年以内しか持続しないので、この点から見ても、いわゆる集団免疫というものを獲得しにくい（ほぼできないといってもいい）感染症です。一度免疫を獲得しても半年から1年ぐらいでその免疫が下がってしまうのですから、ある時点で免疫があっても一定期間後にはなくなり、集団免疫は期待できなくなります。

社会全体の免疫レベルが低下しているわけではない

実は、これは新型コロナでもインフルエンザでも同様です。これらの病気では、麻疹やおたふく風邪で見られるような集団免疫は非常にできにくいのが現実です。できるのは一時的な（短期持続性の）抵抗力あるいは抵抗性ぐらいです。これに対して、集団免疫がうまくできるのは、感染によって（あるいはワクチン接種によって）何年も続く長い免疫ができる病原体に対してです。

したがって、コロナ禍で、インフルエンザ、RSウイルス感染症やヘルパンギーナに対して社会全体の免疫レベルが低下しているということはありません。先に書いたように、

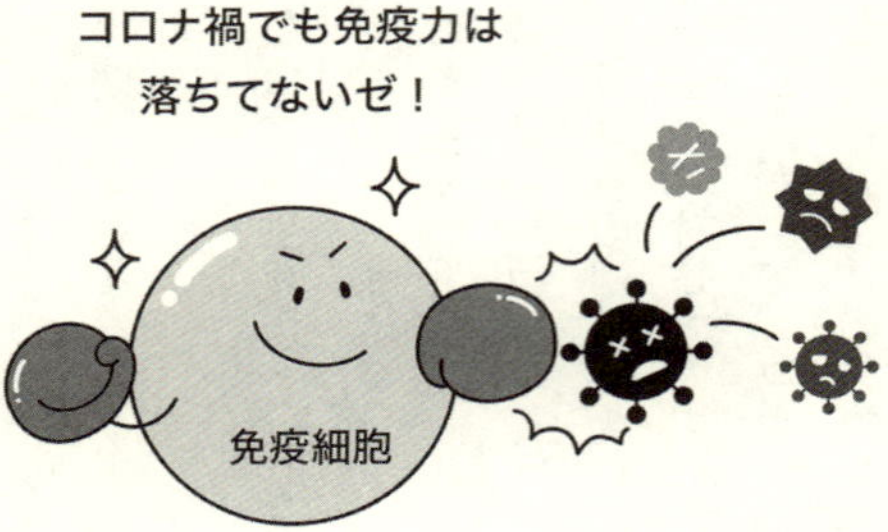
コロナ禍でも免疫力は
落ちてないゼ！
免疫細胞

これは個人レベルでの話です。新型コロナ流行の間に一時的に減った子どもの感染症（たとえばインフルエンザ、RSウイルス感染症、ヘルパンギーナなど）に、子どもたちが出会うことが減ったことにより、免疫系が刺激を受けずに、その特定の感染症に対する免疫の「上乗せ」効果が起こらず、そのために、これら特定の感染症に一時的になりやすい状態が起きているのです。

でも、これはあくまで上記の限られた感染症に対しての話であって、子どもたちの総合的な免疫力が落ちているわけではありません。また、社会全体の免疫が落ちているかのようにいうのも間違っています。繰り返しますが、RSウイルス、インフルエンザウイルス、新型コロナウイルスはいずれも短期の免疫しか起こさず、しかもかかったりかからなかったり個人差が大きいのです。あくまでこれは個人レベルでの話です。

Q10 マスクや手洗いで免疫力が低下するのか？

マスクや手洗いでは免疫力は変わらない

新型コロナの流行が始まり、多くの人たちがマスク着用を始めた当時のことです。私が住む地域では街宣車が、「マスクをすると免疫が落ちます。マスク着用は危険です」と、毎日言って回っていました。でも、実際はそのような声をまともに聞く人は少なく、感染を恐れていたためと思われますが、多くの人たちはマスクの着用を続けていました。

ところが、新型コロナの扱いが「2類相当」から「5類」に変わってからは、マスクをする人の割合がどんどん減ってきています。これとともに、「マスクをすると、かえって免疫力が低下する」という声を再び聞くようになりました。これに加えて「手洗いをすると、かえって免疫力が落ちる」などという声もあります。でも、果たして本当のところはどうなのでしょうか？

私は免疫学が専門ですが、私が知る限り、マスク着用や手洗いをすることによって免疫力が低下することを実際に示した論文はありません。少なくとも国際誌のレベルではそんな論文は出ていません。そもそも、勤務時間中ずっとマスクをしている医師や看護師さんがかえって感染症にかかりやすくなっているでしょうか？　毎日マスクをしながら子どもの患者を診ている小児科医はむしろ感染症にかかりにくくなっているといわれています。

また、マスクを着用するといっても、一日中続けて着用しているのではなく、マスクを外している時間があります。その間に、鼻や口から外界の細菌やウイルスがたくさん飛び込んできます。

あまり知られていないことですが、実はわれわれが食べるものや飲むものにはかなりの数の細菌が存在しています。水道水でも細菌ゼロではなくて、水質基準では「1ミリリットル中に100個以下であること」となっています。つまり、100ミリリットル飲めば、数千個程度の細菌を一緒に飲んでいるかもしれないのです。飲んでいるのは病原性細菌ではなくて主に病原性のない細菌ですが、それでも細菌は細菌です。

われわれのからだは細菌やウイルスだらけ

それに、われわれのからだにはふだんから多くの細菌やウイルスが棲みついています。

皮膚、口腔内、鼻腔内や腸管の内腔には恒常的に多くの細菌、ウイルスが存在し、からだの中でいわゆる常在細菌叢や常在ウイルス叢が形成されています。体内には、そもそもたくさんの微生物が存在するのです。

したがって、日中ずっとマスクを着用していたとしても、われわれがこれらの常在細菌や常在ウイルスに曝露される機会は大して減りません。マスク着用をしたら急に無菌状態になるのではありません。これは手洗いでも同じことです。

一方、だからといって、体外に存在する病原性の細菌やウイルスを吸い込んだり、手に付けたりするのは感染を起こすもとであり、健康リスクとなります。このようなことを防ぐためにはマスク着用や手洗いは大事であり、簡単で、一定年齢以上であれば誰にでもできる感染予防策です。

ちなみに、新型コロナ感染を予防するためにマスク着用が果たして有用か、ということがよく議論されています。これまでに出ている論文をざっと見渡すと、有効だという報告とそうでない報告の両方があります。

ただし、個々の論文をよく見ると、面白いことが見えてきます。それは、マスク着用群と非着用群のコロナ感染率を一般社会で調べるとあまり大した差が見えないのですが、病

私たちの周りには細菌やウイルスがたくさん！

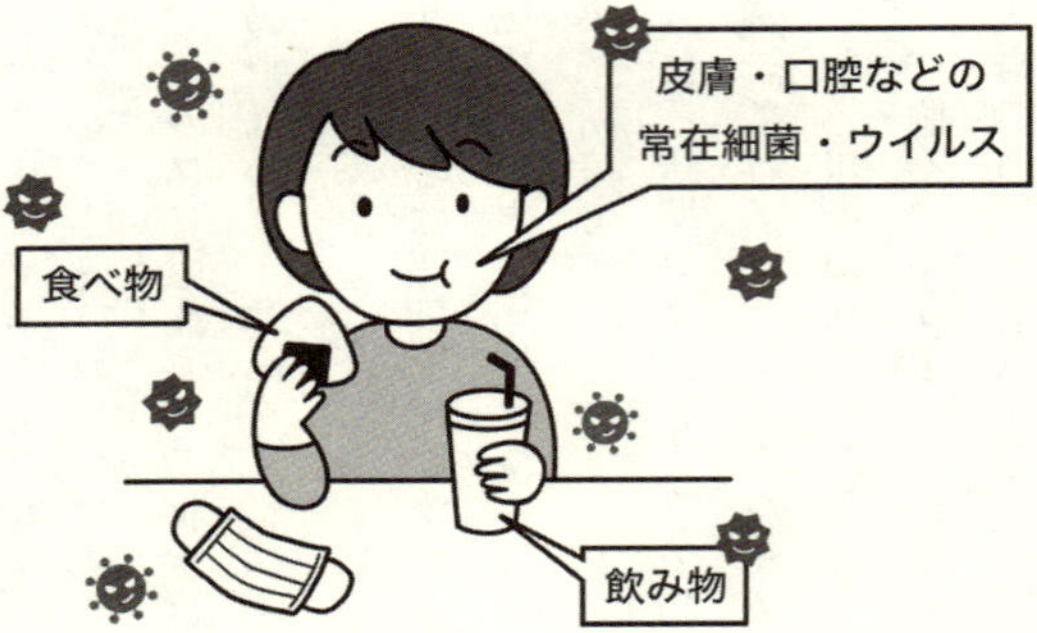

院内で医療従事者を対象にこのような調査を行うとマスク着用者のほうが新型コロナ感染リスクがはっきりと低かったという事実です。

どうしてこのような違いが出るかというと、ひとつには病院内でマスク着用令が出ると医療従事者はほぼ全員がそれを守るためにマスク着用率が非常に高くなるのですが、一般社会ではマスク着用をすると言っている人たちが必ずしもそれを守らなかったり、マスク着用率が病院内に比べてずっと低いことが多かったりするからです。

マスクというのはお互いが着用した時に感染予防効果が高くなり、片方がマスク着用をしないとマスク着用者の感染予防効果も下がってきます。このために、病院内でマスク着用の効果を調べると一般社会で調べた場合よりも常に高く出る傾向があるのです。

つまり、マスクはうまく使えば新型コロナ感染のリスクを一定程度下げることができますが、周りの人たちがマスク着用をあまりしないとマスク着用効果が落ちてきてしまうのです。

少し話が飛びましたが、本論に戻ると、マスク着用でも手洗いでも、からだから細菌やウイルスが無くなってそのために免疫が下がるというようなことは決してありません。マスクをしても手を洗っても、細菌やウイルスはいくらでも体内に存在しているからです。しかし、マスクも手洗いも、外来性の病原体のからだへの侵入リスクを下げるためには有効な手段です。

衛生仮説は正しいのか?

「マスクをしたり手を洗ったりすると、かえって免疫力が下がる」というのは、「衛生仮説」とよばれる説に影響されている可能性があります。

衛生仮説とは「子どもの頃に微生物にさらされたほうがバランスのとれた免疫系の発達につながり、一方、きれいにしすぎるとかえって良くない」という考え方です。しかし、これは一概にはそうとはいえず、年齢にもよるようです。

多くの小児科医が言うことですが、一般に感染症は小さな頃に発症するほうがリスクは大きいのです。たとえば、百日咳では生後6ヵ月未満でかかると生死に関わることがあります。インフルエンザウイルスや新型コロナウイルスでも同様です。

それと、免疫力には個人差があります。子どもたちの免疫力は多様で、持病がある子どもたちでは知らないうちに免疫力が下がっていることがあります。となると、小さい時は汚い環境でもいいとか、小さなうちに感染症にかかったほうがいいとかは、言えません。明らかに言いすぎです。

マスクはからだに悪影響を及ぼすのか?

「マスクをすると呼吸器系の発達に悪影響があるのでは?」と言う人がいますが、マスク着用によって血液中の酸素分圧、二酸化炭素分圧はまったく影響を受けないことが学問的にすでに証明されています。ただ、マスクは息苦しく感じることもあるので、嫌な人は必要な時にだけ着用すればいいでしょう。

Q11 免疫細胞はからだのどこにいるのか？

人体にはどのぐらいの免疫細胞が存在し、それがどこに分布しているのか、この問題は実は知られているようであまり知られていません。というか、さまざまなデータがあって、どれが本当なのかよくわかっていなかったのです。

免疫細胞の総数は1.8兆個程度

最近、イスラエルの研究グループがこれまでの研究結果を統合的に解析し、さらにリアルタイムイメージング（リアルタイムで生体現象を観察すること）のデータなども組み合わせることによって、人体における免疫細胞の数と分布を明らかにしました[*9]（図表2）。信頼性の高いデータです。

この解析では、20〜30歳で、体重73キロ、身長176センチ、健康な男性を標準として、データを算出しています（男性のデータしかないのですが、これまでに蓄積されたデータの多くが男

図表2 ヒトの体内における免疫細胞の分布（20～30歳、73kg、176cm、男性）

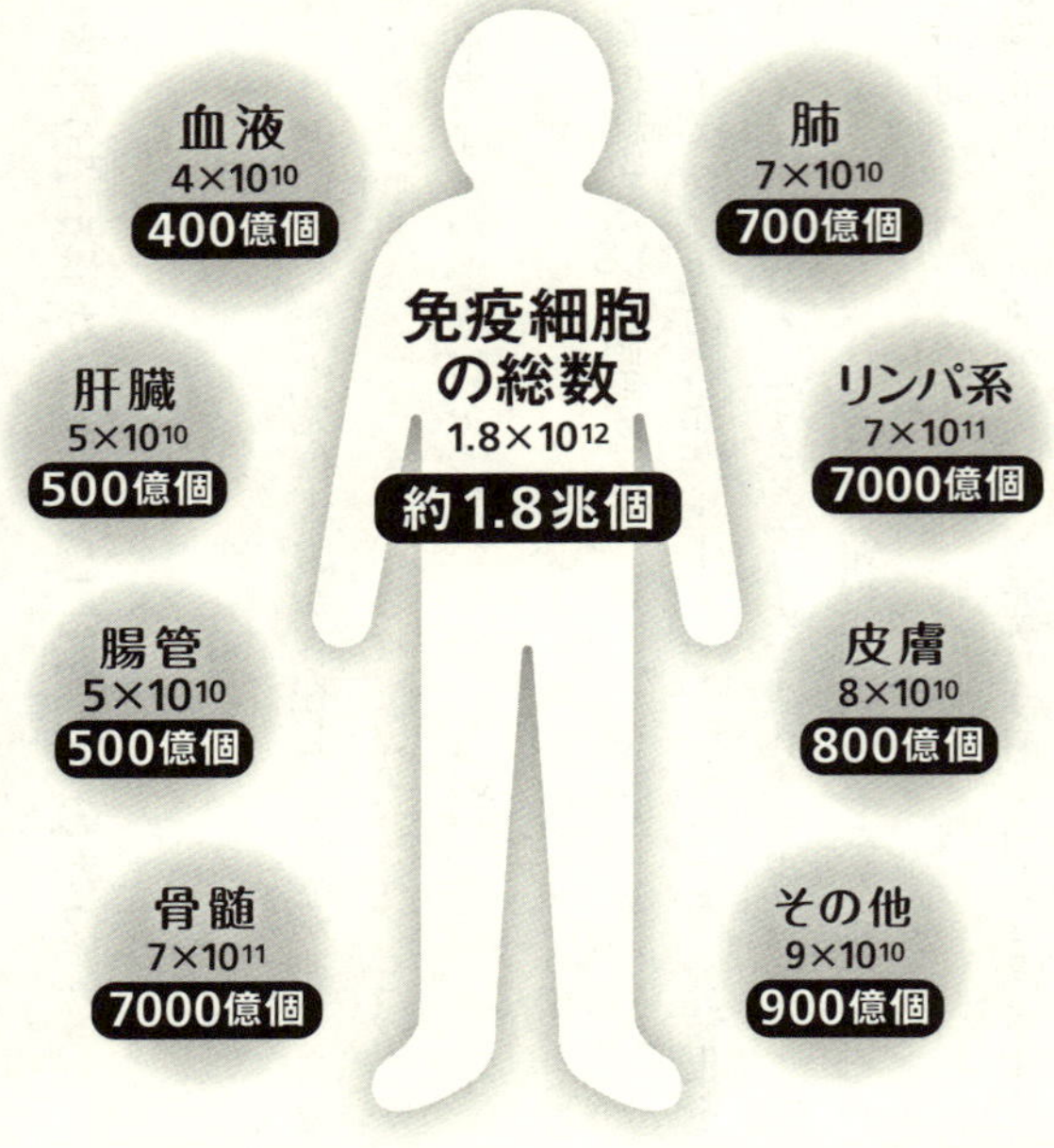

免疫細胞の多くは、リンパ系（リンパ節、脾臓etc.）と骨髄に分布している。血液に存在する免疫細胞は全体の2％強

免疫細胞のうち、好中球とリンパ球がそれぞれ約4割を占める。リンパ球は主にリンパ節や脾臓に存在し、好中球は主に骨髄に存在する。マクロファージは全体の約1割で、からだ全体に分布する

出所：Sender R et al, *Proc Natl Acad Sci*, USA, 120(44) 2308511120, 2023.

性のものであったためです。いずれ女性のデータも出てくるでしょう）。

それによると、ヒトにおける免疫細胞の総数は1.8兆個程度とのことです。これまでヒトの総細胞数は数十兆個といわれてきたので、免疫細胞は割合的にかなり多いことになります。そして、免疫細胞の多くは、リンパ系（たとえばリンパ節、脾臓など）と骨髄に分布しています。

面白いのは、血液に存在する免疫細胞は全体のわずか２％程度であることです。医師はしばしば患者の状態を知るために血液検査をしますが、免疫細胞に関する限り、よくて全体の２％ぐらいしか見ていないということになります。つまり、この解析結果からも「血液中の免疫細胞は全体のほんの一部を表すだけ」ということがわかると思います。

Ｑ７でも触れたように、よくテレビで「笑ったら血液中のＮＫ細胞が増えたとか減った」などと言っていますが、それはまさに氷山の一角を見ているだけの話で、結論を出すにはあまりにも信頼性が薄い話です。

免疫細胞は何種類もの細胞からなり、全身に散らばっている

それから、からだの免疫細胞の内訳ですが、好中球（自然免疫で重要な細胞）とリンパ球

（獲得免疫の主役）がそれぞれ全体の約４割を占めます。リンパ球は主にリンパ節や脾臓に存在し、一方、好中球は主に骨髄に存在します。マクロファージ（自然免疫に大事な細胞）は全体の約１割で、全身に存在します。

最近はテレビや新聞などで、からだの免疫細胞のほとんどが腸管に存在するかのようにいわれているのですが（たとえば乳酸飲料のコマーシャルなど）、この結果を見ると、そうではないようです。

腸管にもたくさんの免疫細胞がいますが、その数は肺、肝臓、皮膚などと大きく変わらず、やはり免疫細胞が圧倒的に多いのはリンパ系と骨髄です。テレビや新聞の広告は都合のいいことばかり言う傾向があるので、なかなか額面通りには受け取れませんね。要注意です。

Q12 全身をパトロールする免疫細胞とは？

免疫細胞としてもっとも大事なのが白血球

血液中の免疫細胞の中では、特に白血球が大事な役割を果たします。白血球は、赤血球や血小板と同様に、骨髄に存在する造血幹細胞によって作られます（図表3）。

血液中で白血球は、好中球、単球（血管内から組織に移動するとマクロファージと名前が変わる）、リンパ球、好酸球、好塩基球、自然リンパ球などに分かれますが、病原体との戦いにおいてもっとも大事な役割を果たすのは、好中球、単球、リンパ球です。

好中球と単球は自然免疫系に属する細胞で、血液に乗って血液中をパトロールし、体内で病原体を見つけると、血管を出て病原体が侵入した現場に集まり、病原体を食べて殺菌します。いわゆる食細胞です。感染のもっとも初期において大事な役割を果たします。

自然リンパ球とは最近見つかってきた新しい白血球集団で、あとに述べるリンパ球の一種なのですが、通常のリンパ球は獲得免疫で重要な役割を果たすのに対して、自然リンパ

図表3 血液中の免疫細胞で大事な役割を果たすのは白血球

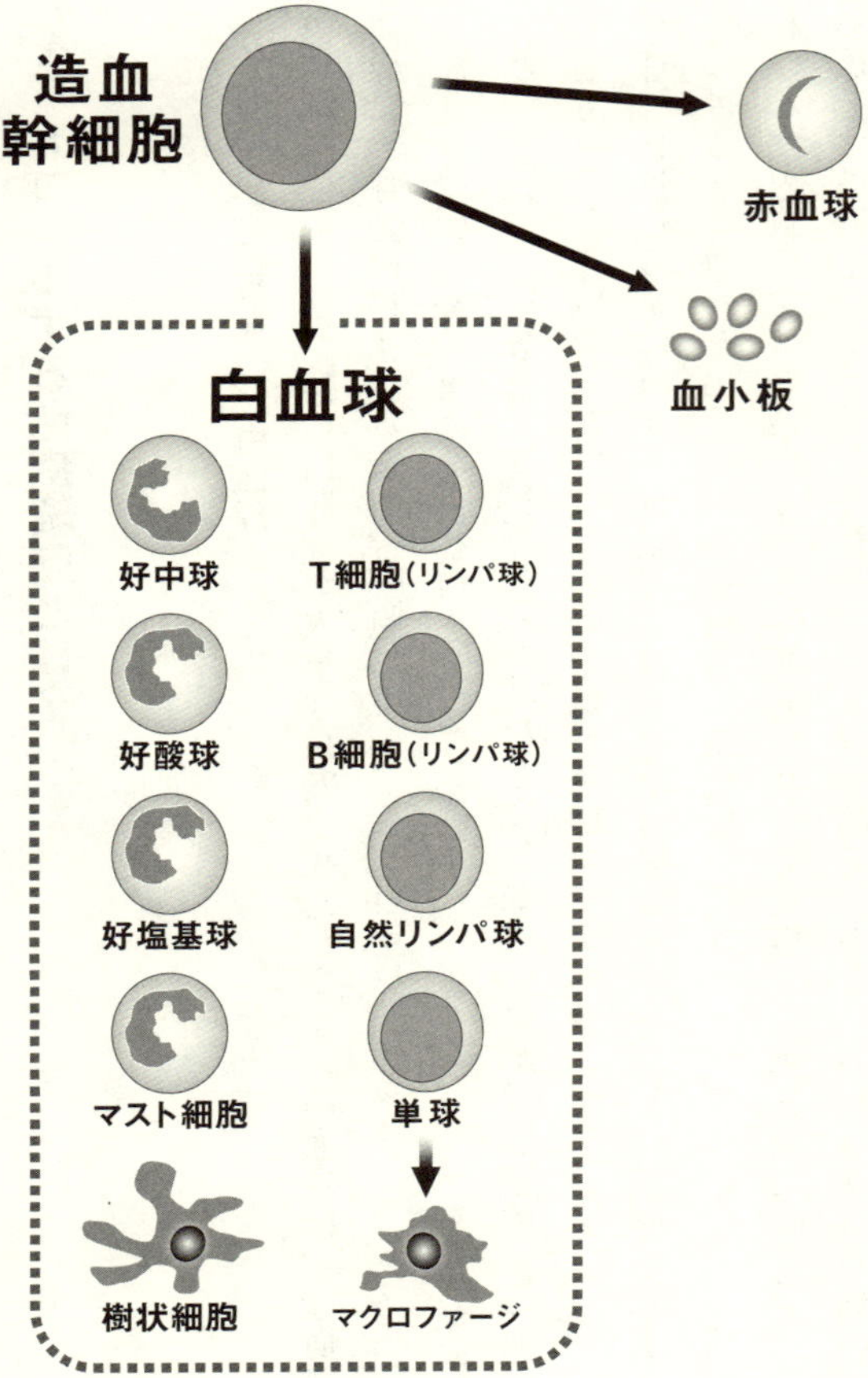

球は自然免疫において主たる役目を果たします。NK細胞も自然リンパ球の一種です。NK細胞以外の自然リンパ球については、その正確な働き方や役割についてはわかっていないことが多く、現在、研究が進んでいるところです。

一方、T細胞やB細胞といったリンパ球は獲得免疫系に属する細胞です。病原体に対抗するには、病原体に特異的なリンパ球が十分に増える必要があるので、好中球や単球よりも時間的に後に働きます。リンパ球は、血液だけでなくリンパ液にも乗って、まさにからだ中を隅から隅までパトロールしています。

先に述べた好中球や単球は、異物が末梢組織に侵入してこない限り、原則、血管の中にいるのですが、リンパ球は常に血管の中から外に出てリンパ系に入り、血液とリンパ液に乗ってからだ中をくまなくパトロールするという大変な任務を果たしています。どうしてそんなことができるのでしょうか。

リンパ球は血管とリンパ管を利用して、常にからだ中を巡る

リンパ球は、血液に乗ってからだ中を循環していますが、リンパ節（リンパ管をつなぐ小さな豆状の組織で、全身に数百個存在する）という組織に到達すると、漏れがないはずの血管の

図表4　リンパ節とリンパ管

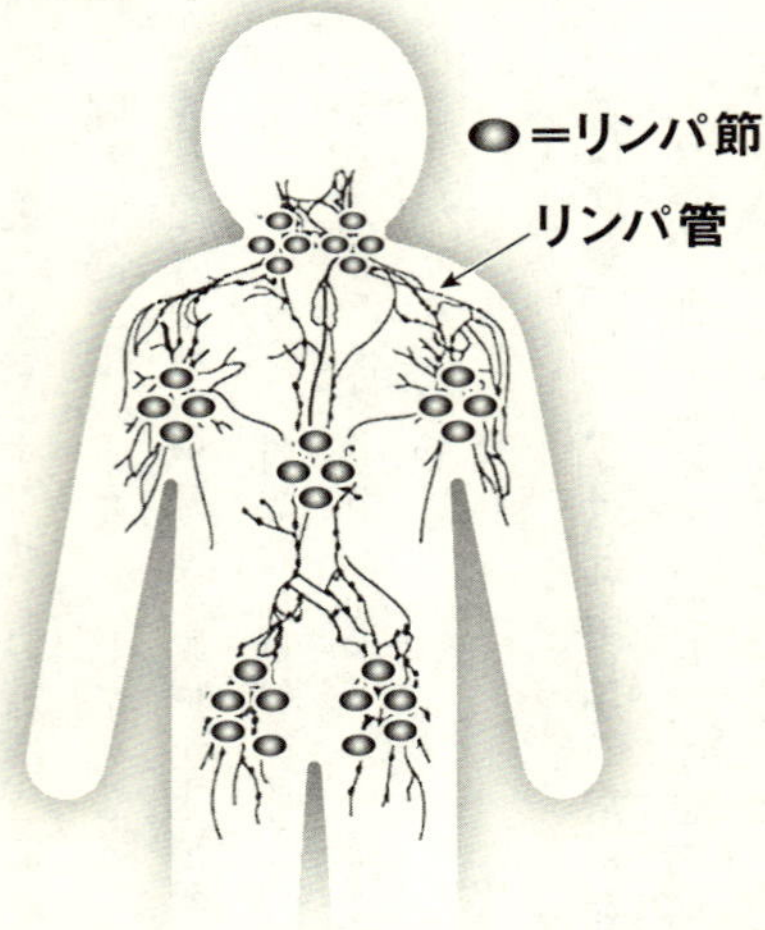

リンパ節はリンパ管でつながっていて、
ネットワーク構造を形成している

壁をくぐり抜けて（血管の外に出て）、リンパ節という組織の実質に入ります。

　つまり、リンパ球は自分がリンパ節の血管にたどり着いたことを知り、その血管から外に出るのです（複雑になるのでこれ以上は説明しませんが、リンパ球の細胞膜上にはリンパ節の血管だけを認識するための特殊な構造＝「鍵」があり、一方、リンパ節の血管内皮細胞の上にはその「鍵」に対する「鍵穴」があり、「鍵」が「鍵穴」にはまると、その途端に内皮細胞と内皮細胞の間が開いてリンパ球が血管の外に出られるようになるのです。まるで『千夜一夜物語』の「開けゴマ」のようです。ものすごい仕組みですね）。

　リンパ節は、先にも書いたように、お互いがリンパ管でつながっていて、ネットワーク構造を形成しています（**図表4**）。リンパ節は「免疫の砦」であり、リンパ管は砦と砦をつなぐ連絡網です。リンパ管は、リンパ節からリンパ節へと、リンパ液（組織液）とリンパ球を含む免疫細胞を運ぶので、ひとつのリンパ節から次のリンパ節へと情報伝達をする役目を持ち、このために多くのリンパ節が協調性をもって働くことができます。

からだに異物が入ると自然免疫が最初に働き、次に獲得免疫が働く

病原体などの異物は、体内に入ると体液（リンパ液）の流れとともにリンパ管内に入り、やがてリンパ節（免疫の砦）の中へと運ばれ、免疫との戦いが始まります。

ここでは、好中球やマクロファージが病原体に対する初期防御（自然免疫）に関わり、リンパ球が中期から後期の防御（獲得免疫）に関わります。それはどうしてかというと、好中球や単球は病原体に出会って分～時間単位で相手を認識して攻撃できるからで、このために病原体に対する初期防衛に必須の役割をします。

一方、リンパ球はあとで説明するように特定の病原体にピンポイントで対応できるものの（Q18参照）、その数が十分に増えて病原体に対抗できるようになるまでには最低数日間という時間が必要です。

図表5 リンパ球（T細胞、B細胞など）は、リンパ節やリンパ管を利用して全身を循環する

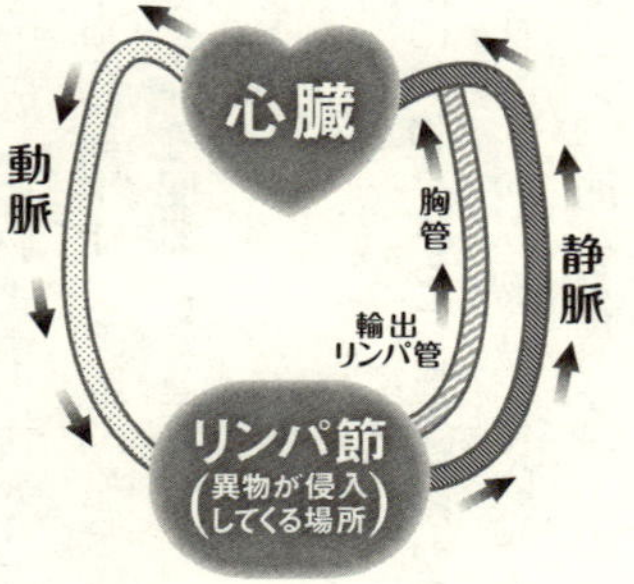

リンパ球以外の白血球は、動脈⇒リンパ節⇒静脈という経路を経て、血管内のみを循環するが、リンパ球はリンパ節に到着するとリンパ節実質に出て（血管の外に出て）、リンパ節中に異物がいないかどうかパトロールする。その後、リンパ球は輸出リンパ管を介してリンパ節を離れ、胸管を経て、血管系に戻る。すなわち、リンパ球は血管とリンパ管というふたつの脈管系を利用して、全身をパトロールする能力を持つ

出所：https://biologyreader.com/lymphocytes.htmlを一部改変

このために、病原体に対する初期防御（初めの2、3日）は好中球やマクロファージなどの食細胞が受け持ち、中期以降（3日目以降）の防御には主にリンパ球が関わります。

働きや機能が異なる何種類もの免疫細胞が、リンパ節という、いわば「免疫の砦」の中で、それぞれの機能を分担しながら共同して病原体を撃退するのです。見事な分業体制です。

リンパ球は全身をパトロールしながら外敵の侵入に備える

リンパ球は、リンパ節内に戦うべき相手（病原体を含む異物）がいなければ、リンパ液とともにリンパ管を介してリンパ節を離れ、次のリンパ節へと移動します。

免疫細胞はからだの中をくまなく監視している

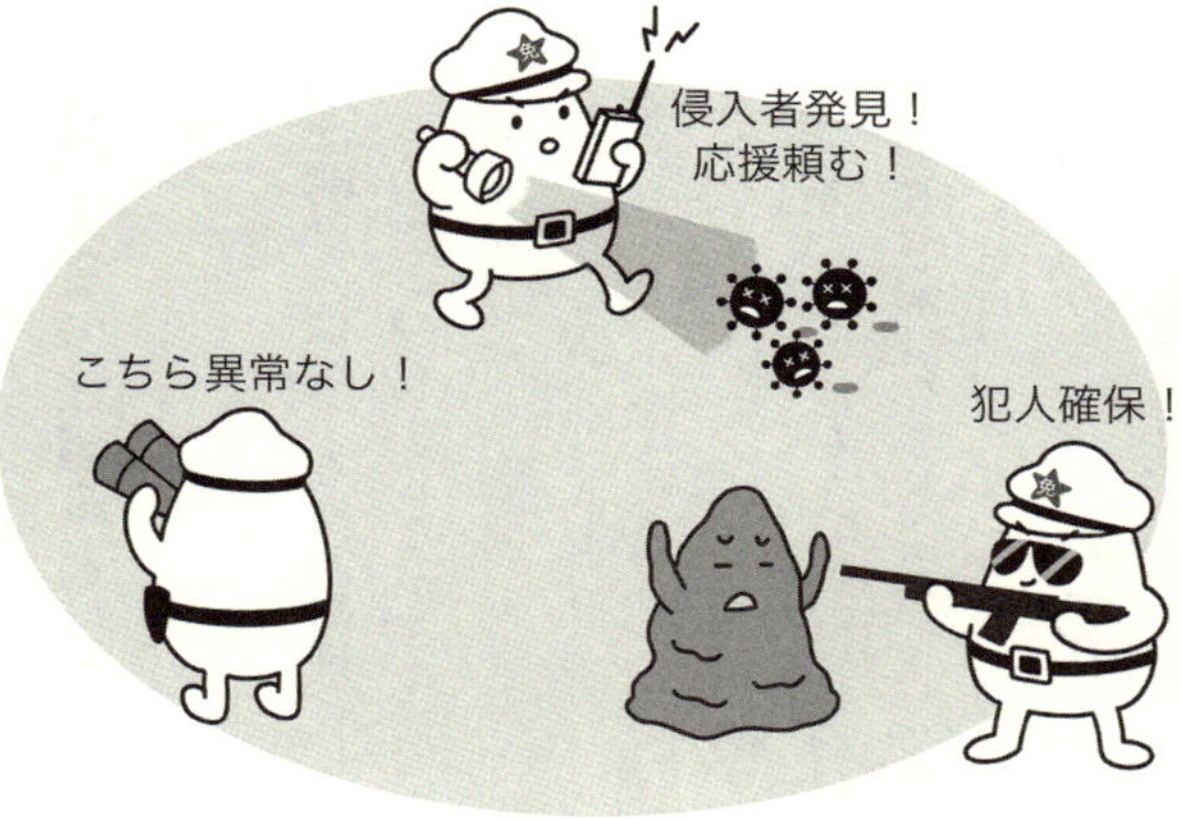

リンパ液はリンパ管の中を、からだの末端から中心に向かって一方向性に流れ、からだの中心部で胸管という大リンパ管を経て血管（左鎖骨下静脈）と合流します（図表5）。

その結果、リンパ球はリンパ液の流れに乗っていくつかのリンパ節を通り抜けたあと、最終的にリンパ管から血管に流れ込みます。そのあとはまた、血管内からリンパ節へと移動し、上述の動きをします。

リンパ球はこの動きを繰り返すことにより、血管系とリンパ系というふたつの経路を利用しながら、からだ中をパトロールするのです。

Q13 自然免疫の仕組みとは？

自然免疫は病原体に対する初期防御として働く

Ｑ４、Ｑ12でも触れましたが、免疫には大きく分けて自然免疫と獲得免疫があります。ここでは自然免疫について少し詳しく説明します。からだが「お城」、免疫系が「お城を守る番兵さん」と仮定しましょう。

病原体が体内（お城の中）に侵入しようとすると、城門、城壁に相当する場所に物理的・化学的バリアが存在します。皮膚表面の角質、気道や腸管の内側の粘膜、口の中の唾液、目の表面を覆う涙などが病原体の侵入を阻む「物理的バリア」です。また、これらの部位では殺菌性の化学物質も作られていて「化学的バリア」として働きます。

万が一、これらのバリアだけで病原体の勢いをくい止められない時には、次に「細胞性バリア①」が働きます。兵隊さんでいえば歩兵のような存在で、病原体の侵入現場で直接病原体に対して働きます。

たとえば、種々の白血球が病原体に対して殺菌性物質を放出し、病原体を食べようとします。さらに、血液中の白血球が血管外に出て、病原体の周囲に集まり、病原体の働きをくい止めようとします。これが白血球による初期の防衛反応です。

その主体は、血液中に存在する好中球、単球やNK細胞です。好中球や単球は細菌が入ってくると、細菌の周囲に寄ってきて細胞内に細菌を取り込み、殺します。NK細胞はウイルスに感染している細胞を見つけ出して、細胞ごと殺します。NK細胞以外の自然リンパ球は、異物侵入があると種々のサイトカインを放出して、自然免疫反応の調節に関わります。

以上のような物理的バリア、化学的バリア、細胞性バリア①（②については次のQ14で説明）の全体を合わせて、「自然免疫機構」といいます。病原体の侵入によって誘導されるのではなく、健康な人には元から備わっている仕組みです（図表6）。

病原体がからだに入ってくると、最初に働くのがこの自然免疫で、敵の侵入に対してすぐに働きます（分から時間単位）。ただし、早く反応するのはいいのですが、一度入ってきた病原体をよくは覚えておらず、同じ病原体が再び入ってきても、前と同じような反応をします。

図表6 病原体とからだのバリアの仕組み

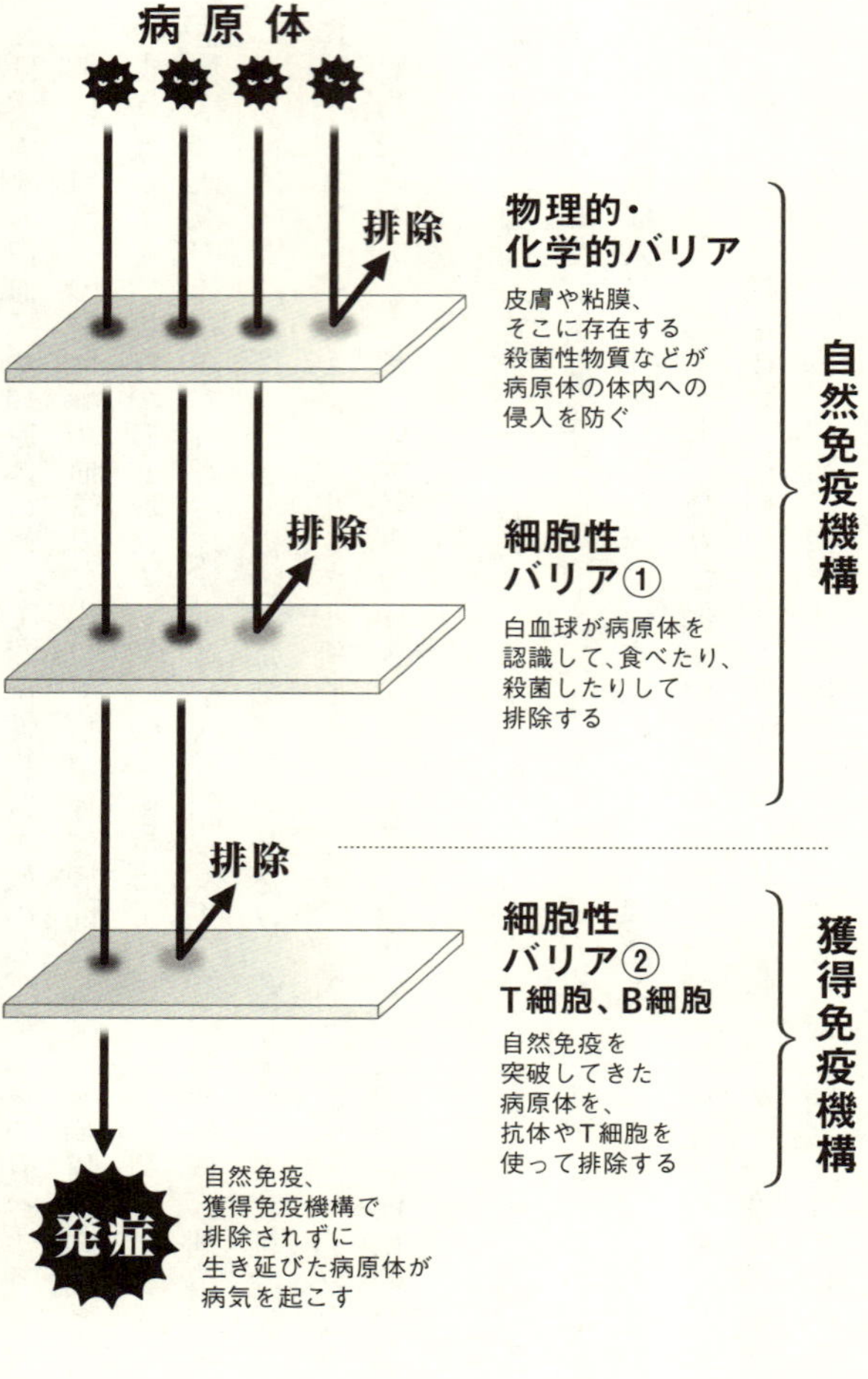

つまり、免疫の仕組みとしては、すぐに働いてくれる優れものなのですが、学習効果が少なく、このために自然免疫はやや原始的な仕組みともいわれてきました。しかし、実は自然免疫には獲得免疫がスムーズに働き出すようにする役割があり、同時に獲得免疫が働きすぎないようにコントロールする役割もあります。原始的どころか、なかなか賢い仕組みなのです。

自然免疫の仕組みは、前に出会った病原体の顔は細かくは覚えていないのですが、何度も病原体に出会うとその防御レベルが上がることから、訓練すると強くなる＝「訓練免疫」という新しい言葉が使われるようになっています。訓練免疫とはすなわち自然免疫が訓練されて強くなった状態のことを指します。

Q14 獲得免疫の仕組みとは？

からだの本丸を守る防衛隊＝獲得免疫

自然免疫（第1段階の免疫）だけでは病原体を防ぎきれない時に働くのが獲得免疫（第2段階の免疫）です。もっとも大事な防御体制です。これが崩れると病原体に負けてしまうので、からだにとってはいわば「最後の砦」です（図表7）。

この免疫は感染経験とともに強くなる（免疫を獲得する）ので、獲得免疫とよばれます。病原体の侵入に適応してからだの免疫が強くなっていくので、適応免疫とよばれることもあります。T細胞、B細胞というリンパ球が主役として働きます。

自然免疫にも好中球、単球、NK細胞などによる細胞性バリアがありますが、獲得免疫ではT細胞、B細胞が細胞性バリアとして働きます。

獲得免疫の一番の特徴は、入ってきた病原体に対してピンポイントで反応することです。自然免疫のほうは、入ってきた異物を見て、あいつは悪い奴だとか、それほどでもないと

図表7　自然免疫と獲得免疫の反応には段階がある

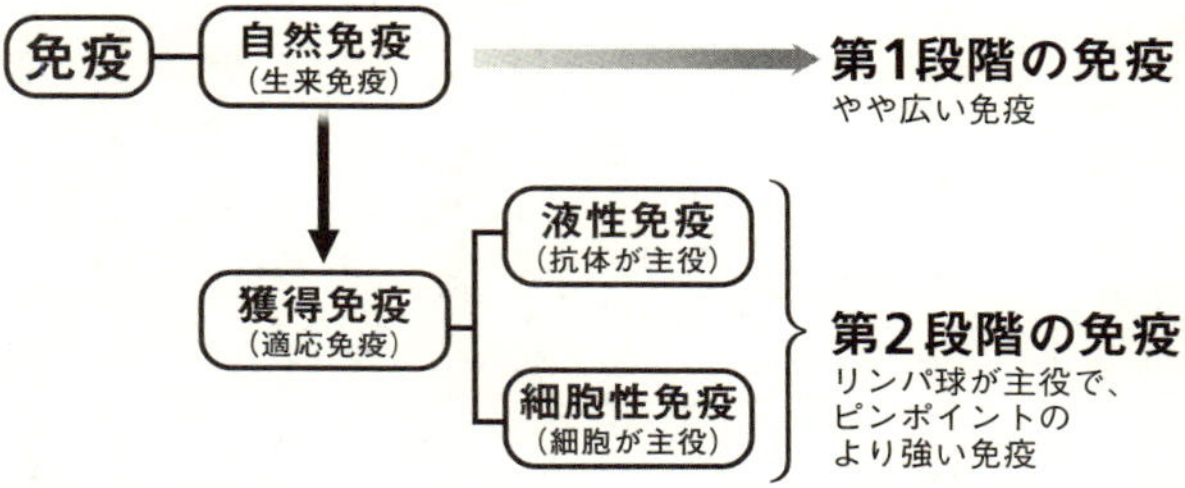

か、おおよその認識（パターン認識）しかしませんが、獲得免疫では、これは新型コロナウイルスだ、インフルエンザウイルスではない、さらには新型コロナウイルスのスパイクタンパク質（新型コロナウイルスの外側にあるトゲトゲの部分）だ、というように正確に相手を見分けることができます。

前にも述べたように、獲得免疫の主役はリンパ球です。後ろでも説明しますが、リンパ球の細胞表面には異物を微細に見分ける構造（抗原レセプター）があります。そこに異物（抗原）がうまく結合すれば、その細胞が刺激されて分裂する（増殖する）仕組みになっています。

別の言い方をすると、異物（抗原）が「鍵」、抗原レセプターが「鍵穴」の関係です。鍵が鍵穴に入ったら、そのリンパ球が刺激されて分裂し、数が増えて、やがて抗原を排除するように働きます（リンパ球は大きく分けて

T細胞とB細胞がありますが、「鍵」が「鍵穴」に入ると細胞が活性化されて細胞が分裂するというのはT細胞でもB細胞でも同じです)。

1個のリンパ球の上には1種類のみの抗原レセプターが存在します。つまり、ひとつのリンパ球には1種類の「鍵穴」が存在し、そこに入る「鍵」は1種類のみなので、1個のリンパ球は1種類の抗原しか認識できません。

ちょっと話が飛びますが、われわれの目は一度に多数のものを認識できます。でも、リンパ球は自分とうまく合った相手しか目に入らない(認識しない)のです。言い換えると、リンパ球は自分が反応できる相手があらかじめ決まっているということです。

たとえば、あとで再び説明しますが(Q17)、新型コロナウイルスに反応するリンパ球は新型コロナウイルスだけに反応して、インフルエンザウイルスには反応しません。体内に新型コロナウイルスが侵入してきて感染が起きると(あるいは新型コロナワクチンを接種すると)、新型コロナウイルスに反応するリンパ球だけが刺激されて、その数が増えるようになります。

そしてB細胞は抗体を作って新型コロナウイルスを殺します。一方、キラーT細胞(T細胞の一種で、がん細胞やウイルス感染細胞を殺す)がウイルス感染細胞を見つけ出して殺しま

図表8 獲得免疫の反応能力

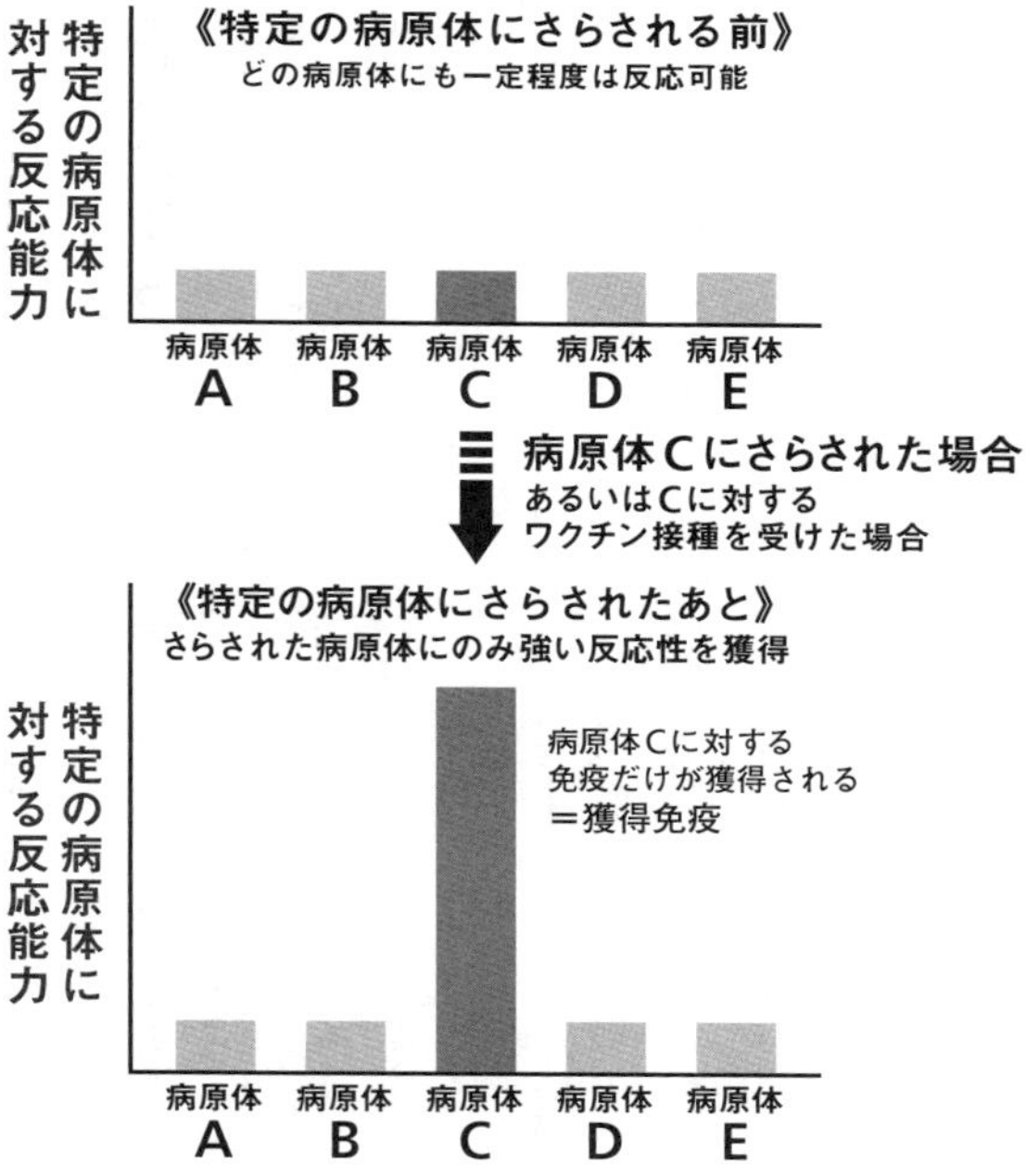

す。しかし、これらのリンパ球は、インフルエンザウイルスを含む他のウイルスには反応できません。

このようにして、新型コロナウイルス感染（あるいはワクチン接種）をすると、新型コロナウイルスに対する免疫だけができて、インフルエンザウイルスに対する免疫はできないのです。ピンポイントの免疫ができるとはこのことです。入ってきた病原体にだけ獲得免疫が動いて、その病原体に対する防御力が高まります（図表8）。

獲得免疫の主役であるリンパ球は一度出会ったものを記憶する

獲得免疫のもうひとつの特徴は、一度出会った病原体の情報を記憶していることです。病原体に出会い、獲得免疫反応が起きると、その過程で記憶（メモリー）細胞という特殊な免疫細胞ができます。同じ病原体が再び入ってきた時には、その記憶細胞が「ああ、覚えている、この病原体は以前に出会ったよ。これはすぐに反応しなくちゃ」という感じで、前回に比べてより早く、そして、より強く反応してくれます。

記憶を持つようになるのはリンパ球の一部です。異物が入ってきて獲得免疫反応が起きると、反応したリンパ球の一部がその異物に対して記憶を持つようになり、「メモリーリンパ球」となり、これが分裂して増えて体内で長く生き延びるようになります。

たとえば、新型コロナワクチン接種をすると、新型コロナウイルスに対するメモリーリンパ球が体内にできてきます。これによって新型コロナウイルス侵入に対する「出動待機状態」ができます。この状態のところに新型コロナウイルスが体内に侵入してくると、出動待機をしていたメモリーリンパ球がすぐに反応し、増殖します。詳しく言うと、メモリーリンパ球にはメモリーB細胞とメモリーT細胞があります。刺激を受けると、前者は抗体、後者はキラーT細胞を作るようになります。

このため、ワクチン接種を受けた状態で新型コロナウイルスに出会うと、メモリーリンパ球が刺激されて、新型コロナウイルスに対する抗体やキラーT細胞が1、2日という短い期間で増えてきます。初回出会った時はリンパ球が病原体撃退に必要なレベルにまで増えるのに数日以上かかっていたのですが、2回目はメモリーリンパ球が待機状態になっている（車でいえばアイドリング状態になっている）ので反応が早く起きて、すぐに対応可能になる（すぐに車がトップギアに入って、ぐーんと加速するようになる）のです。

このために、万が一、ウイルスが入り込んで軽い感染が起きても、すぐに増えた抗体やキラーT細胞が感染を途中で止め、強い症状が出る前に感染が消えることになります。

つまり、ワクチン接種の役割のひとつは、特定の病原体に対する記憶を体内に植え付けること、すなわちメモリーリンパ球を作ることです。これがその病原体に対する「出動準備OK」の内訳です。もしこの状態が長く続けば、その病原体に長期間かかりにくくなるか、万が一かかっても重症化しない、ということになります。

Q15 抗体とは？

抗体は特定の相手にだけ結合するタンパク質

抗体とは、病原体などが体内に侵入してきた時にB細胞（Bリンパ球）が作る特殊なタンパク質のことです。特定の抗原と抗体はお互いに鍵と鍵穴の関係にあります。つまり、特定の抗原（鍵）は特定の抗体（鍵穴）にだけ結合します。

抗原（たとえば病原体）が体内に侵入してくると、抗原に反応するB細胞だけが活性化されますが、それはB細胞の表面には抗体（鍵穴）が膜に突き刺さった形で存在しているからです（これがQ17でも説明する「抗原レセプター」です）。

ここに抗原（鍵）がうまく結合すると、B細胞が活性化されて抗体を作るようになるのです。たとえば新型コロナウイルスが入ってくると、その抗原は新型コロナウイルスにだけ反応するB細胞上の抗原レセプターに結合します。

すると、新型コロナ反応性Bリンパ球が刺激されて（活性化されて）増殖し、次に、抗原

図表9 **抗体がからだで作られる仕組み**

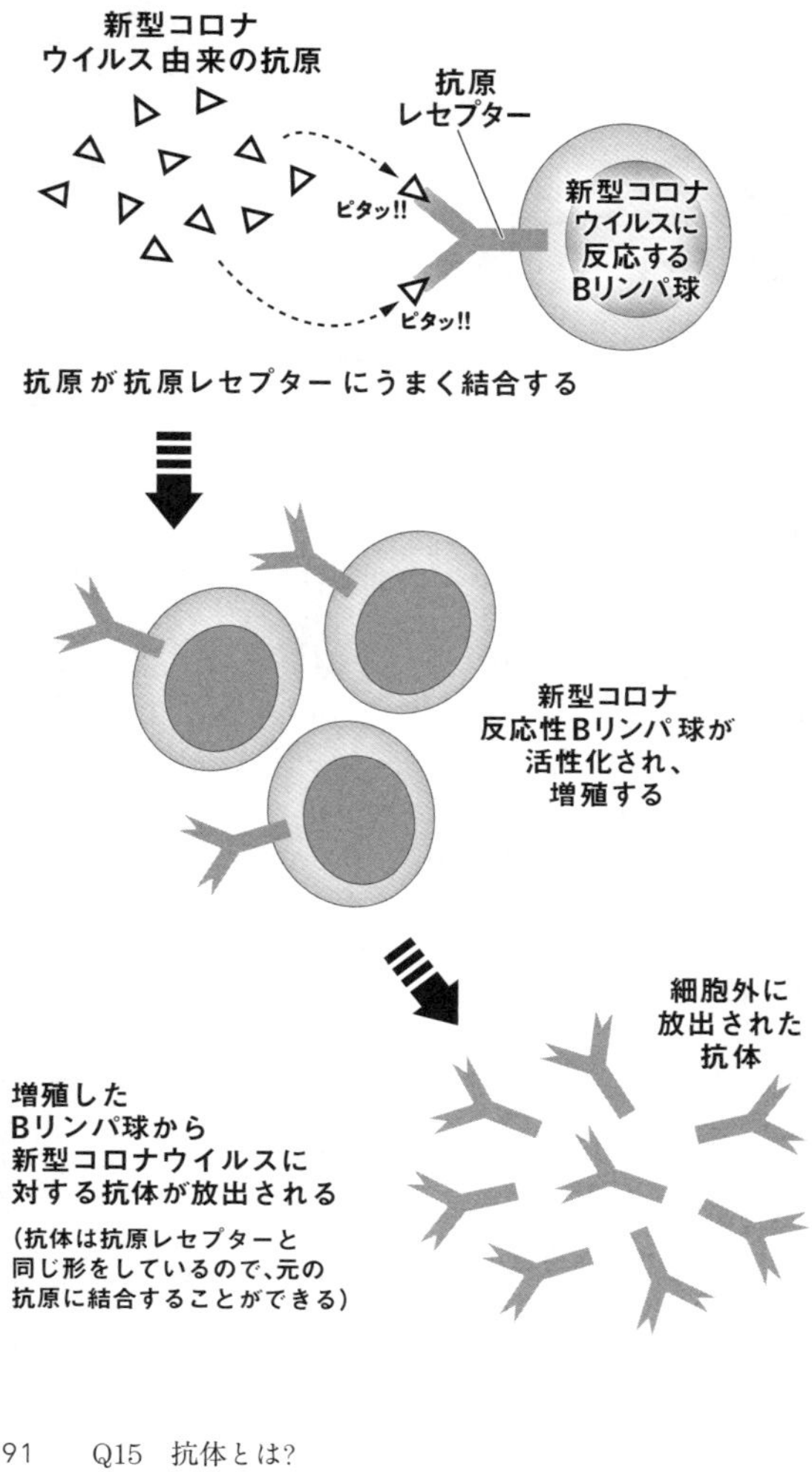
新型コロナ
ウイルス由来の抗原
抗原
レセプター
ピタッ!!
ピタッ!!
新型コロナ
ウイルスに
反応する
Bリンパ球
抗原が抗原レセプターにうまく結合する
新型コロナ
反応性Bリンパ球が
活性化され、
増殖する
細胞外に
放出された
抗体
増殖した
Bリンパ球から
新型コロナウイルスに
対する抗体が放出される
(抗体は抗原レセプターと
同じ形をしているので、元の
抗原に結合することができる)

図表10 抗体の形と抗原

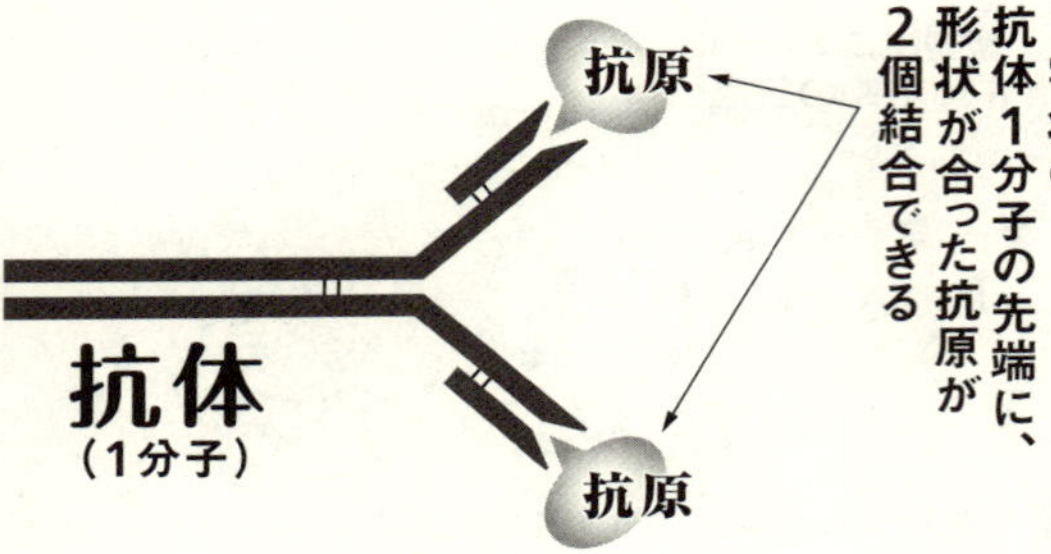

レセプターと同じ形の抗体がB細胞内で大量に作られて細胞外に放出されます。これが新型コロナウイルスに対する抗体です（図表9）。

抗体の中でも特に抗原の機能を中和する（抑える）役割を持つものは「中和抗体」とよばれます。中和抗体が作られると、抗原（病原体）の感染性が中和されて（抑えられて）、感染がそれ以上進まなくなります。

もし中和抗体が病原体の侵入現場にあらかじめ存在していれば、感染が阻止されることになります。ウイルスに対する中和抗体は、感染の初期から中期にかけて作られ、感染の進行、拡大を抑えるために大事な役割を持ちます。

抗体は、4本のポリペプチド鎖（いくつものアミノ酸が直線状につながったもの）がお互いに結合し、Yの字のような形をとっています。Y字の先端部分が鍵穴に相当する部分で、ここに抗原が結合するので、抗体1分子に2個の抗原が結合できることになります（**図表10**）。

Y字の先端部分は抗体分子ごとに違う構造をしていて、特定の抗原だけを結合できるようになっています（前に説明した通り、抗原が鍵、抗体が鍵穴の関係で、鍵と鍵穴の形状がぴったり合った時にのみ、抗原と抗体が結合します）。

抗体には何種類かあり、それぞれ役割が異なる

血液中の抗体はさらに、IgM（アイジーエム）、IgG（アイジージー）、IgA（アイジーエー）、IgE（アイジーイー）などのいくつかの種類（クラス）に分けられます（**図表11**）。以下に述べるように、これらの抗体はお互いにできる時期や体内の量や役割が異なります。

IgM抗体は、抗原が侵入してきた時に真っ先に作られる抗体です。通常、5個の抗体分子が集まって5量体を形成します。したがって、1分子のIgM抗体は抗原を結合する部位が普通の抗体の5倍（2×5＝10個）あります。このために、IgM抗体は抗原を結合しやすく、感染の場合にはもっとも初期に働いて病原体の働きを弱めてくれます。

IgG抗体は、血液中でもっとも量が多い抗体です。IgM抗体を作っていた細胞が成

図表11 抗体の種類と特徴

《抗体の種類》	《抗体の特徴》
IgM	・抗原侵入の初期に作られる ・5量体
IgG	・IgMより少し遅れて作られる ・中和作用が強い
IgA	・主に粘膜で作られる ・粘膜で作られるのは主に2量体
IgE	・アレルギーに関与

熟すると、IgGを作るように変化します。つまり、IgG抗体はIgM抗体よりも時間的に少しあとに作られます。

その間にB細胞がさらに成熟をしてより良い抗体(より抗原に結合しやすい抗体)を作るようになるので、IgG抗体はIgM抗体よりも抗原に強く結合し、抗原の機能を抑える力も強い傾向があります。このために、IgG抗体は抗体の中ではもっとも重要で、感染初期から中期にかけて抗原を排除するための中心的存在です。

次にIgA抗体です。先に述べたIgM抗体やIgG抗体は主に血液中に存在しますが、IgA抗体は血液中にも気道や腸管の粘膜の上にも存在します。粘膜上に存在するIgA抗体のほとんどは粘膜下面に存在するB細胞によって作られます。

粘膜は外界との接点なので多数の細菌やウイルスが外界から入ってくると同時に、ここに棲みついてしまっている細菌やウイルスもいます。これらの微生物が粘膜越しにB細胞を刺激してIgA抗体を作り、それが粘膜面に出てくるのです。すると、IgA抗体はこれらの病原体に結合して、体内への侵入を防ぎます。

粘膜で作られているIgA抗体はお互いに重合して複合体形成をするので、抗原を結合する力が普通の抗体よりも強く、効率よく病原体の排除に関わります。

最後にIgE抗体です。主に寄生虫などが侵入してきた時に作られ、寄生虫排除に働く役目を持っているのですが、社会がきれいになるにつれて寄生虫を持っている人がほぼいなくなりました。そこで、今ではIgE抗体を作る一番の原因は、寄生虫ではなくて花粉です。花粉に対してできたIgE抗体は、粘膜組織に多く存在するマスト細胞の表面に結合します（マスト細胞の表面にはIgE抗体を捕捉する仕組みがあるのです）。花粉が気道や眼からたくさん入ってくると、花粉そのものやその分解産物が粘膜組織中に侵入し、マスト細胞表面上のIgE抗体と結合するようになります（先に挙げた例のごとく、花粉が鍵、IgE抗体が鍵穴という関係です）。

すると、マスト細胞が刺激されて、細胞膜が破れ、中にある複数の細胞成分が細胞外に出てきます。その中には痒みや痛みを引き起こす物質がたくさん含まれているので、花粉が侵入してきた局所では痒みや痛みが引き起こされ、そのために粘膜が刺激されて涙や鼻水がたくさん作られます。これがいわゆるアレルギー症状です。IgE抗体がマスト細胞をパンクさせるために出てくる症状です。一方、細菌やウイルスによる感染ではIgE抗体はあまり役目を果たしません。

一般にこのような抗体に依存して働く免疫のことを「液性免疫」といいます。それは血液中の抗体が可溶性タンパク質であり、液体の形で働くからです。

註：最近、新型コロナワクチン接種を繰り返すと血中でIgG4抗体が増え、この抗体は他の抗体の役目を抑えるという報告があることから、「ワクチン接種の回数が多くなると、かえって免疫が落ちるはずだ」ということを言う人がいます。しかし、この場合、できてくるIgG4抗体は、IgG抗体全体のわずか数パーセントにしかすぎないので、免疫を抑えるような作用はなく、実際に血中のウイルス中和作用も下がっていません。従ってワクチンの反復接種によって見られるIgG4抗体の増加は免疫低下にはつながっていないことが明らかです。

Q16 抗体はどのように働いているのか？

抗体は細胞表面に存在するものと血液中に溶けて存在するものがある

抗体には、詳しくいうと、B細胞表面で膜に突き刺さった形のものと、血液中に放出された可溶性のものの2種類があります。前者はB細胞が細胞上で抗原を認識する抗原レセプターとして働き、後者は血液やリンパ液に乗って全身を巡り、いわば「飛び道具」として抗原に結合します。

一般的には、抗体とはもっぱら後者（可溶性タンパク質）のほうを指します。Q15で述べたように、ウイルス感染の際にできる中和抗体は可溶性の形で存在し、ウイルスに直接結合して感染防御抗体として働きます。一方、抗体には中和機能を持たないものもありますが（非中和抗体）、その場合でも病原体に結合して「これが異物ですよ」という標識として働く場合があります。

すると、一部の免疫細胞（特に好中球、マクロファージやNK細胞）がこの標識を介して病原体を捕まえて、食べて消化（殺菌）しようとします。また、NK細胞は抗体で標識された感染細胞を異物として認識し、殺そうとします。

つまり、抗体には、全身を飛びまわって病原体を中和するもの（中和抗体）と、直接には中和作用を持たないものの異物に結合して免疫細胞が病原体を認識して排除するのを助けるもの（非中和抗体）の両方があります。

新型コロナウイルス感染では次々に新たな変異株ができてきて、このために中和抗体が効きにくくなっています。このことから「もう新型コロナウイルスには抗体が効かないのでは？」とか、「ワクチンをしても意味が無いのでは？」とか言う人がいますが、それは間違っています。

変異株による感染でも中和抗体ができにくいだけでまったくできていないわけではありません。さらに、非中和抗体は普通にできていて、これが病原体排除に働きます。次のQ17で述べますが、変異株に対してもT細胞による免疫はできるので、感染した場合にはT細胞による免疫反応によって病原体は排除されます。またワクチン接種の場合においても、変異株に対して同様の免疫反応が起き、病原体の排除に働きます。

Q17 細胞性免疫とは？

細胞性免疫の主役はT細胞

細胞性免疫とは、細胞が主役となって異物を排除する仕組みのことです。Q15で述べた液性免疫では抗体という可溶性のタンパク質が主役でしたが、細胞性免疫ではT細胞が主役で、直接に細菌やウイルスを攻撃します。T細胞はリンパ球の一種で、がん細胞の排除などにも関わります。

註：細胞性免疫と液性免疫は、細胞が主に働くか、抗体が主に働くか、ということを視点に置いた獲得免疫の分類法です。自然免疫においても好中球やNK細胞などの細胞は、細胞自体が働くことによって免疫反応を起こすのですが、この場合は通常、細胞性免疫とはよびません。細胞性免疫とは獲得免疫の中の分類の仕方で、液性免疫に対する言葉です。

図表12 リンパ球と抗原レセプター

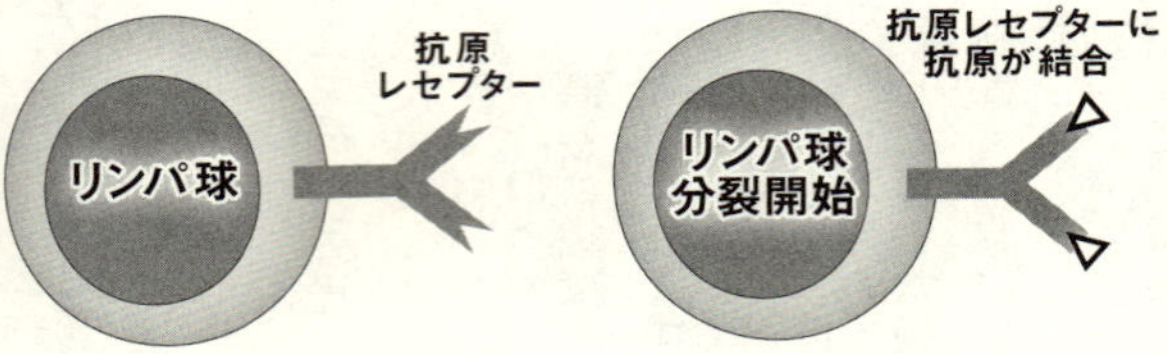

抗原レセプターは、リンパ球が抗原を認識するために用いる細胞上の構造のこと（抗体と形がよく似ている）。T細胞とB細胞の抗原レセプターは、少し異なる形状をしている

抗原レセプターに抗原がうまく結合すると、そのリンパ球が刺激され、細胞増殖が始まる（特定の抗原に反応するリンパ球の数が増える）

すでにQ14で、T細胞にもB細胞にもその細胞表面に「抗原レセプター」というものが存在し、それを使って異物を認識することを説明しました。この抗原レセプターは、抗体とほぼ同じ形をしています。

特定の抗原（鍵）が抗原レセプターの「鍵穴」に結合すると、T細胞やB細胞は活性化されて細胞分裂が始まり、その数が増えていきます（図表12／実はT細胞の場合は抗原の結合の仕方が少し複雑なのですが、長くなるのでここでは説明を省きます）。

そして、Q14で説明したように、1個のリンパ球の上には1種類の抗原レセプターしか存在しません。つまり、1個のリンパ球の上には1種類の「鍵穴」が存在し、そこに入る「鍵」は1種類のみなので、1個のリンパ球は1種類の抗原しか認識できないということになります。

ということは、新型コロナウイルスが入ってくると、このウイルスに反応するリンパ球だけが増えることになります。これを専門用語では「クローン増幅」といいます。すなわち、特定の鍵穴を持ち、元は単一だったリンパ球が、細胞分裂によってその数が増える、という意味です。

外界には無数の抗原が存在するので、からだにはこれに対応できるように、無数のリンパ球クローンが存在しています。これらの細胞は、しかるべき抗原と出会った時にのみ増殖します。

NK細胞やキラーT細胞が働くと、ウイルス感染細胞やがん細胞が排除される

免疫細胞の中で直接接触しながらウイルス感染細胞やがん細胞を攻撃できるのは、主にNK細胞とキラーT細胞の2種類です。NK細胞は前にも述べたように自然免疫系に属する細胞で、誰にも生まれつき備わっています。

NK細胞はウイルス感染細胞やがん細胞を見つけ出して攻撃し、殺します（NK細胞の相手の認識の仕方は少し複雑なので、ここでは説明しませんが、T細胞の認識の仕方とは少し違います）。

一方、キラーT細胞はT細胞の一種なので、獲得免疫系に属する細胞です。自分が認識する相手がT細胞上の抗原レセプターに結合すると、活性化され、細胞分裂を起こし、数が増えます。そして、相手を殺そうとします。このように、細胞が直接相手に働いて免疫反応を起こすのが細胞性免疫です。

Q18 免疫記憶とは?

リンパ球の一部がメモリーリンパ球となり、免疫記憶ができる

Q17で説明したように、体内に抗原（病原体）が侵入してくると、その抗原に対応するリンパ球（その抗原と相補的な形をした抗原レセプターを持つリンパ球）だけが活性化されて、細胞分裂を始めます（**図表13**）。

この同じ抗原レセプターを持つリンパ球の仲間は、もともと1個のリンパ球が細胞分裂によって増えた細胞集団なので、クローンとよぶことができます（クローンとは、同一の起源を持ち、均一な遺伝情報を持つ細胞集団のことです）。

したがって、抗原からの刺激を受けたリンパ球が増殖する現象は一種のクローン増幅です。この過程で、B細胞は抗体（侵入してきた抗原に対する抗体）を作るようになり、T細胞は細胞性免疫に関わるようになります。

このクローン増幅が進むと、特定の抗原に反応するリンパ球数が大きく増え、その抗原

図表 13　リンパ球が増殖する仕組み

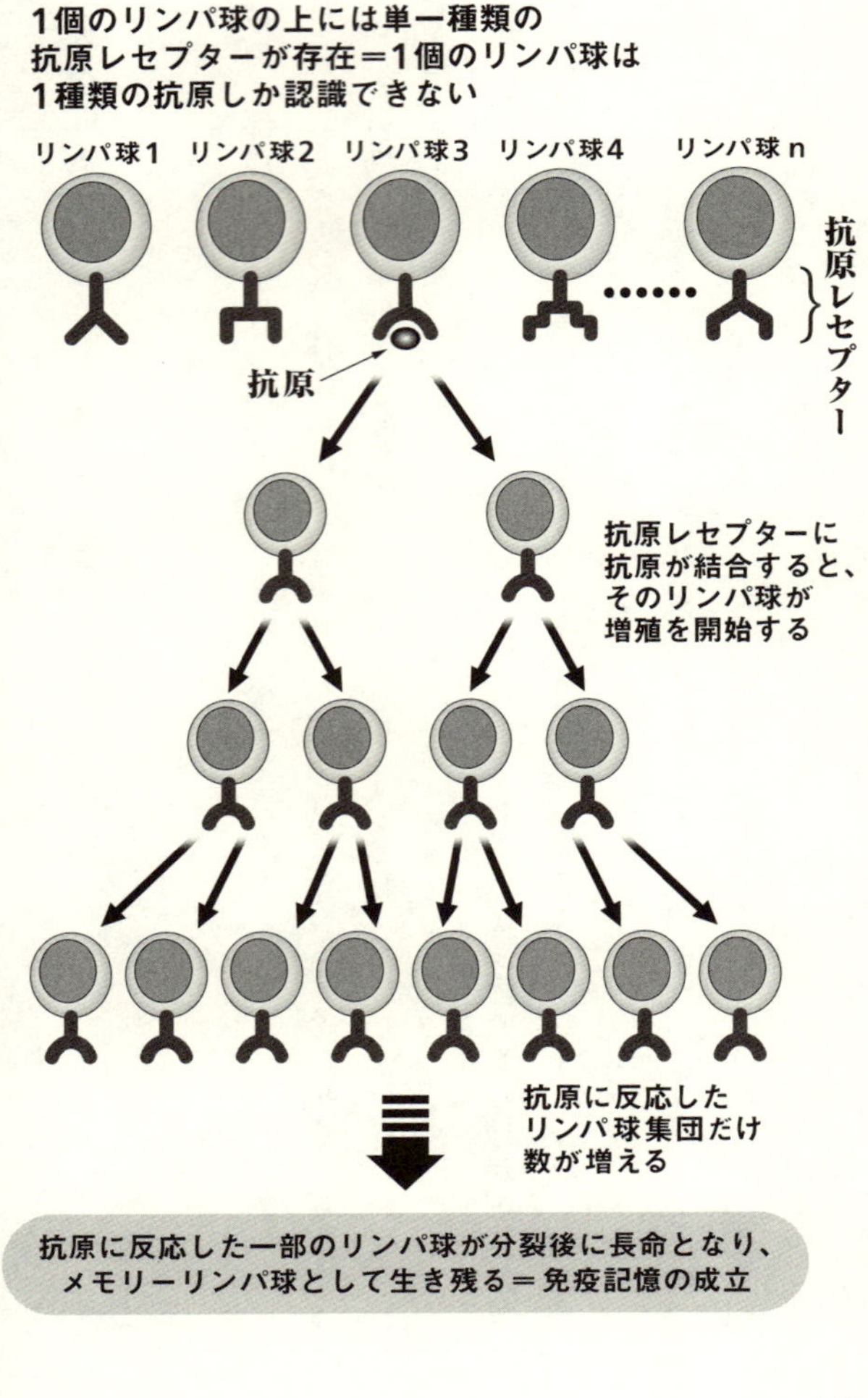

がからだから撃退されることになります。すると、リンパ球は増殖をやめておとなしくなります。これによって免疫反応が終息します。

ただし、一部の細胞はそのまま長生きをして、体内でメモリー細胞（記憶細胞）として生き残るようになります。これによって体内に「免疫記憶」が残るのです。たとえば、体内で特定の病原体に対するメモリーリンパ球ができ、それが維持されることによって、免疫記憶が持続します。

もし再び同じ病原体が侵入してきた時には、このメモリーリンパ球がすぐに増殖をして、病原体排除のために働きます。特定のウイルスに対して免疫記憶ができていれば、そのウイルスによる感染がほとんど起きないか、起きてもあまり症状が出ず、重症化しにくくなります。

免疫記憶には長続きするものと短いものがある

Q1でも触れましたが、免疫記憶（メモリーリンパ球の維持、生存）にはひとつ不思議なことがあります。それは病原体の種類によって長い記憶を残すものと短い記憶しか残さないものがあることです。

たとえば、麻疹ウイルスや流行性耳下腺炎（おたふく風邪）ウイルスは一度感染するとその後20年ぐらいは免疫記憶が維持され、同じ病気に感染することはほぼなくなります。これらの病原体ではワクチン接種によっても長期の免疫記憶（持続性免疫）が得られます。

しかし、インフルエンザウイルスや新型コロナウイルスの場合は、一度感染しても免疫が長続きさせず、いずれ再感染することがあります。これはワクチン接種でも同様で、免疫感染でもワクチン接種でも、メモリーリンパ球がたくさんできて長生きするのです。

ということは、感染によって長い免疫が与えられる病気ではワクチン接種でも長い免疫が与えられ、感染で短い免疫しか得られない病気ではワクチン接種でも免疫が短いことになります。

これは通常、ワクチンが病原体そのもの、あるいはその一部を利用したものであることを考えると、当たり前のことなのです。麻疹やおたふく風邪の病原体には、その中に長い免疫を与える（長生きのメモリー細胞をたくさん作る）「なんらかの要素」が存在していて、その「要素」がワクチンに含まれればワクチンだけでも長い免疫を与えられるのだと考えられます。

一方、そのような「要素」を持たない病原体では、ワクチンにもそれは含まれないので、長い免疫をつけることができないということになります（ワクチンが悪いのではなくて、病原体に問題があるのです）。この「要素」がまさにメモリーリンパ球を作り、長命にさせるものです。しかし、この「要素」がどのような物質なのか、残念ながらわかっていません。

メモリーリンパ球を殺すウイルスがいる

この項の最後に、メモリーリンパ球について是非知っておいていただきたいことがあります。それはメモリーリンパ球に感染をして殺してしまうウイルスが存在するということです。それは「麻疹ウイルス」です。

麻疹ウイルスは、免疫系の細胞、特に活性化リンパ球（T細胞、B細胞）や樹状細胞に感染するために、血液中のリンパ球数が一時的に減り、さらにリンパ組織内（リンパ節や脾臓）の細胞も減ったままで数ヵ月以上元に戻りません。減るのは、主にメモリーリンパ球です。麻疹に感染すると、過去のワクチン接種などで積み上げてきた「個人の免疫の歴史」が失われてしまうことになるのです。

このために、麻疹に感染した人たちでは感染後しばらくは他の感染症による死亡率が高

メモリーリンパ球が麻疹ウイルスに殺されると
せっかく積み上げた免疫記憶が失われてしまう

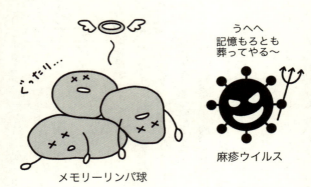

くなります。衛生環境が良くない開発途上国では麻疹による死亡率が先進国に比べてずっと高いのですが、それはそのためです。

よく「麻疹など大した病気でないので、ワクチン接種するよりは子どものうちにかかってしまったほうがいい」などと言う人がいますが、とんでもありません。

註：そもそも、かかったほうがいい感染症などありません。インフルエンザですら肺炎や脳炎を起こすことがあり、新型コロナ感染症でも長期にわたる後遺症が残ることがあります。

Q33でも述べますが、インフルエンザで肺炎を起こした人たちでは、将来アルツハイマー病や血管性認知症などになるリスクが大きくなるようです。[*10] 感染症に伴う種々のリスクを考えると、「軽い感染症ならばかかったほうがいい」などとはとても言えません。ワクチンで防げる感染症は、ワクチン接種をして未然に防ぐのがいいでしょう。

Q19 なぜ免疫が自分のからだを攻撃することもあるのか？

われわれのからだには自己を攻撃する細胞がいる

われわれは、通常、体内に入ってくる異物を抗原として認識して、排除しようとしますが、自分の細胞を攻撃・排除することは普通ありません。この現象を「自己免疫寛容」とよびます。

つまり、われわれは自己に対して免疫学的に寛容状態にあるということです。寛容とは相手を排除せずに受け入れることです。自己の成分（自己抗原）に対しては、通常、免疫反応は起こさず、寛容状態にあります。

われわれのからだが自己を攻撃しない理由は主にふたつあります。

ひとつは、自己に反応するリンパ球は個体の発生過程でできてくるのですが、われわれのからだにはそのような細胞を除去する仕組みがあり、自己反応性細胞が働く前に除去してしまうのです。学校だと、素行不良で改善の見込みがなさそうな生徒は卒業させず、素行がいいものだけを卒業させる、というような仕組みです。

ふたつ目は、自己反応性細胞の働きを抑える細胞の存在です。先に述べた自己反応性細胞を除去する仕組みは完全ではないために、実際にはわれわれのからだの中には少数ながら自己反応性のリンパ球が存在します。ところがその働きを抑えるチェック役の細胞も同時に存在しているのです。

これが「制御性T細胞」とよばれるものです。T細胞の仲間です。学校でいえば、素行の悪い生徒（自己反応性細胞）をいさめる生徒（制御性T細胞）がいるのです。通常は、制御性T細胞のほうが自己反応性細胞よりも多く存在するので、自己反応性細胞の動きが抑えられています。

自己免疫疾患では免疫が自己を攻撃する

通常はこのようなふたつの仕組みが同時に働いているために、われわれのからだでは免疫系が自己の細胞や組織を攻撃することはありません。

しかし、なんらかの原因で上記の機構がうまく機能しなくなると、自己に対する攻撃が始まります。これが「自己免疫疾患」とよばれる病気です。「膠原病（こうげんびょう）」とよばれることも

自己反応性の細胞を抑えられないと自己免疫疾患になる

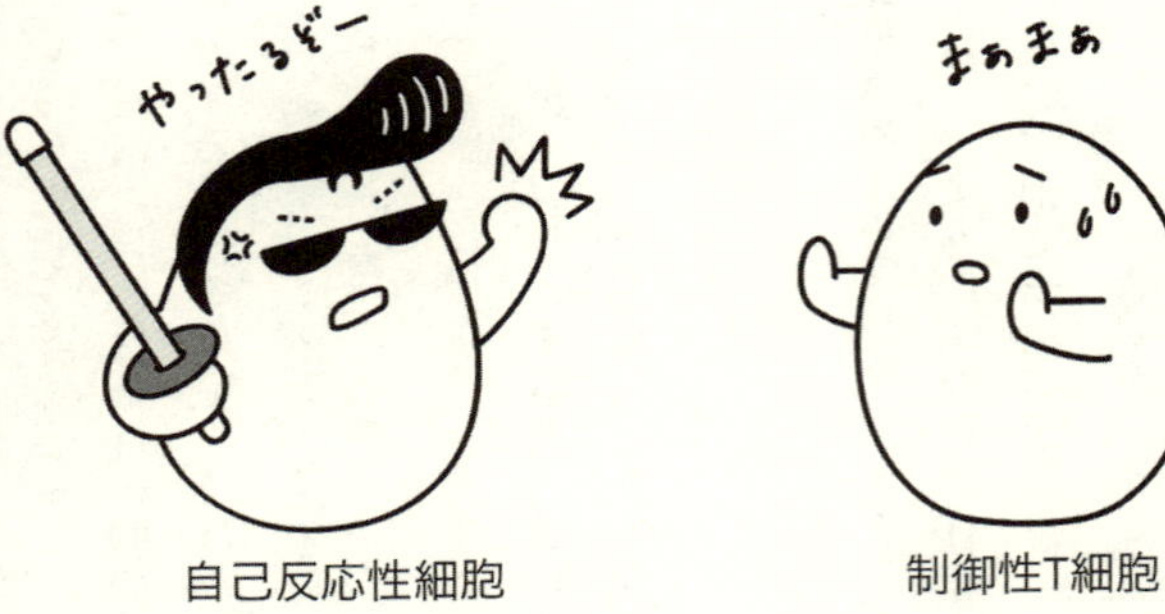

あります。

Q3でも触れましたが、よく知られているものに、手や足の関節が腫れて痛む関節リウマチや、涙や唾液の量が減ってドライアイ、ドライマウスの症状が出るシェーグレン症候群などがあります。関節リウマチでは関節の滑膜という部分が、シェーグレン症候群では涙腺や唾液腺が免疫細胞によって攻撃され、破壊されます。

治療には、さまざまな免疫を抑える薬（免疫抑制剤）が使われますが、最近は特に「分子標的薬」とよばれる特定の分子の働きを抑える薬がよく使われています。

たとえば、関節リウマチに対して使われるトシリズマブという薬がそうで、炎症性サイトカインのひとつであるＩＬ-６の働きを止めます。非常に効果が高い薬で、リウマチの治療薬として世界でもっとも多く使われているもののひとつです。

ただし、一部の自己免疫疾患に対してはまだいい治療薬が見つかっていません（たとえば、2023年12月に歌手の八代亜紀（やしろあき）さんが皮膚筋炎という自己免疫疾患で亡くなりましたが、この病気にはまだいい治療薬がありません）。

Q20 どうして肉や魚を食べても抗体を作らないのか？

食べ物の中には抗原（免疫の標的）として働くものがたくさんある

これまで、抗原がからだに入ってきたら抗体ができると説明してきました。しかし、われわれが日常、口にするものには抗原として働きうるものが結構たくさんあります。たとえば、魚や肉がそうです。魚肉や動物の肉はタンパク質からできていて、通常、タンパク質には抗原性（抗体を作る能力）があります。

では、なぜわれわれは肉や魚を食べても抗体を作らないのでしょうか？

これは、われわれが口からとったものには簡単に抗体ができないような仕組みがあるからです。これを「経口免疫寛容」とよびます。この現象には少なくともふたつのメカニズムが働いています。

ひとつは、腸管には経口的に入ってくるタンパク質に対してリンパ球が反応を起こさないようにするメカニズムがあります。たとえばサバ由来のタンパク質が口から入ってくると、サバ反応性のリンパ球がいったんは反応するのですが、反応した結果、サバ由来タンパク質に対する反応性を失ったり（反応性リンパ球が無反応性リンパ球に変化してしまう現象で、アナジーとよばれる）、あるいは反応性リンパ球が強い刺激を受けて死んでしまったりするのです。このためにサバ反応性リンパ球が腸管から消えてしまいます。これらはいずれも腸管で特徴的に見られる現象です。

普通のリンパ組織では、入ってきた抗原に対して反応性リンパ球が正の反応を示して増殖し、抗原に強く反応するリンパ球が選択されていきます。いわば必要なリンパ球だけが増えて使われるようになるのです。

しかし、腸管ではいわば逆の反応、すなわち、負の反応が起きて、食物由来の抗原に対しては反応性リンパ球が反応しなくなったり死んでしまったりするのです。なぜ腸管だけこのような変わった現象が見られるのか、その詳細なメカニズムはわかっていません。

もうひとつ腸管で食物抗原に対して抗体ができない理由は、Q19で示した制御性T細胞の存在です。腸管には制御性T細胞が非常に多く存在していて、食べ物由来のタンパク質に反応する細胞の機能にブレーキをかけています。腸管にはこのふたつのメカニズムが同時に存在しているので、われわれは口から入ったタンパク質に簡単には反応しないように

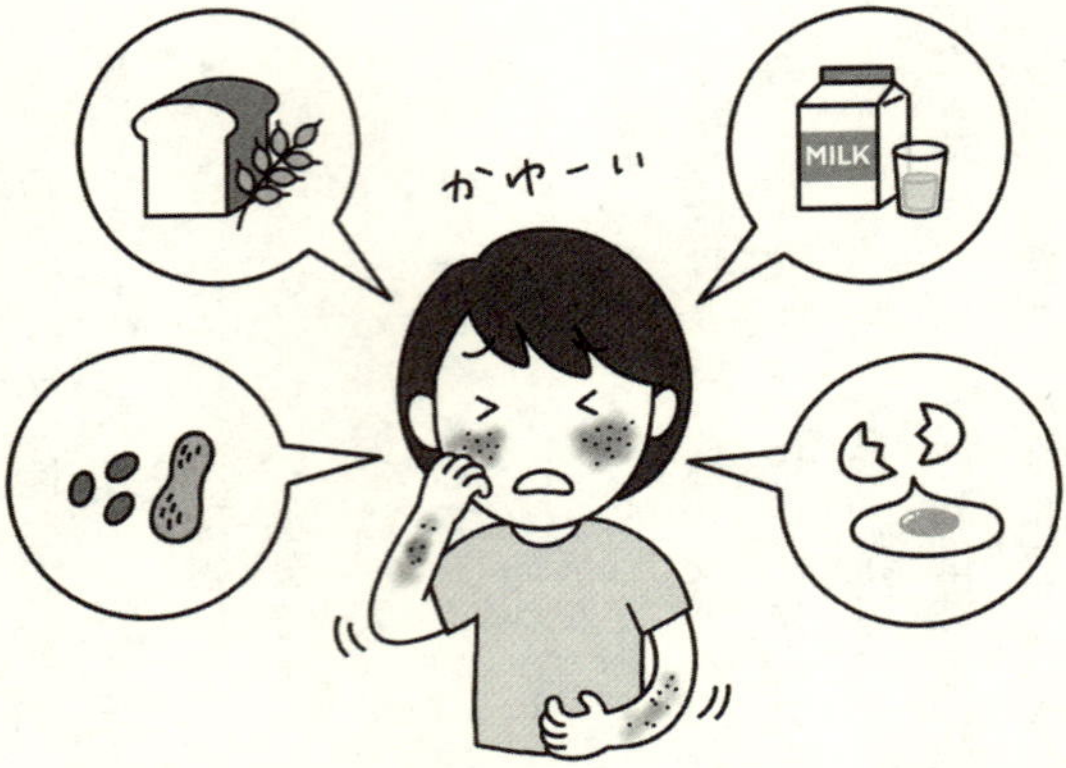

アレルギーが起こる人は特定の食品に対してIgE抗体が作られる

なっているのです。

食べ物に対するアレルギー

一方で、この経口免疫寛容がうまく行かなかった例が食物アレルギーです。特定の食べ物を食べたあとに、皮膚や粘膜が痒くなったり、吐き気がしたり、立ちくらみが起きたりします。この状態がさらに進むと、血圧が下がり、意識障害が起こるようになります。

これが「アナフィラキシー」(急激なアレルギー状態)・ショック」とよばれる状態です。生命の危険を伴う緊急事態で、救命のためにはしばしばアドレナリンの筋肉注射が必要となります。

アナフィラキシーの原因となる食べ物には小麦、牛乳、ピーナッツなどがあります。アナフィラキシーは、子どもたちでは珍しくなく、文部科学省の調査によると、なんらかの原因でアナフィラキシーを起こしたことのある生徒の割合は1000人に数人ぐらいいます。[*11]

これらの人たちの多くでは、特定の食品に対してIgE抗体ができていて、それがマスト細胞表面に結合した状態となっています（Q15参照）。そこに当該食品あるいはその分解産物が侵入してくると、IgE抗体を介してマスト細胞を活性化するために強いアレルギー症状が起こり、ついにはショック状態をもたらします。

経口免疫寛容が破綻すると、食物アレルギーが起きて生命を脅かすことがあります。これも単に「免疫力が高ければいい」というものではないことを示す一例です。

Q21　粘膜免疫とは？

粘膜では自然免疫や獲得免疫の仕組みが働いている

粘膜免疫とは気道、腸管、泌尿器などの粘膜面で起きる免疫反応のことです。粘膜とは、口、鼻、肺、胃、腸管などの内側を覆う膜のことで、粘膜からは粘り気のある液体（粘液）が常に分泌されているので、その表面はいつも湿った状態になっています。

粘膜に異物が入ってくると、粘液がその湿気と粘り気を利用して異物を包み込みます。さらに粘液には粘膜上皮細胞層（粘膜を覆う細胞層）由来の種々の殺菌性物質が含まれています。

気道粘膜では、その表面に線毛とよばれる非常に小さな毛が生えていて、線毛は常に一定の方向に向かって動いているので、粘液に捕捉された異物は咳や痰（たん）とともに口や鼻から排出されたり、唾液と一緒に胃の中に入って胃液で分解されたりします。

これはほぼ誰にでも生来備わっている仕組みで、非特異的に異物を排除する自然免疫反応の一種です。

もうひとつ粘膜免疫で大事なのは、ＩｇＡという特殊な抗体の存在です。抗体にはQ15で述べたようにＩｇＭ、ＩｇＧ、ＩｇＥ、ＩｇＡなどがありますが、ＩｇＡ抗体は特に粘膜に多く存在していて、異物の侵入を防ぐ役割を担います。多くの抗体はリンパ組織で作られますが、粘膜に存在する大部分のＩｇＡは粘膜局所で作られています。獲得免疫による反応です。

粘膜ＩｇＡはちょっと特殊で、特定の病原体だけに反応するのではなく、さまざまな病原体や異物に結合してその働きを不活化してくれます。守備範囲が広いのが特徴です。

この粘膜ＩｇＡを人工的に作らせるためには、粘膜面から抗原を入れるのが有効です。たとえば、病原性を失わせた病原体（不活化ワクチン）を口や鼻から投与すると、鼻腔粘膜や腸管粘膜に当該病原体に対するＩｇＡ抗体がたくさんできてきて、からだの抵抗性を大きく高めてくれます（有効な防御免疫ができます）。

しかし、筋肉や皮下からワクチン接種をすると、血液中にはＩｇＭやＩｇＧ抗体がたくさん出現して全身的な免疫はできるのですが、ＩｇＡ抗体は血液中でも粘膜面でもあまりたくさんできません。

口や鼻から投与することで粘膜免疫を刺激するワクチンもある

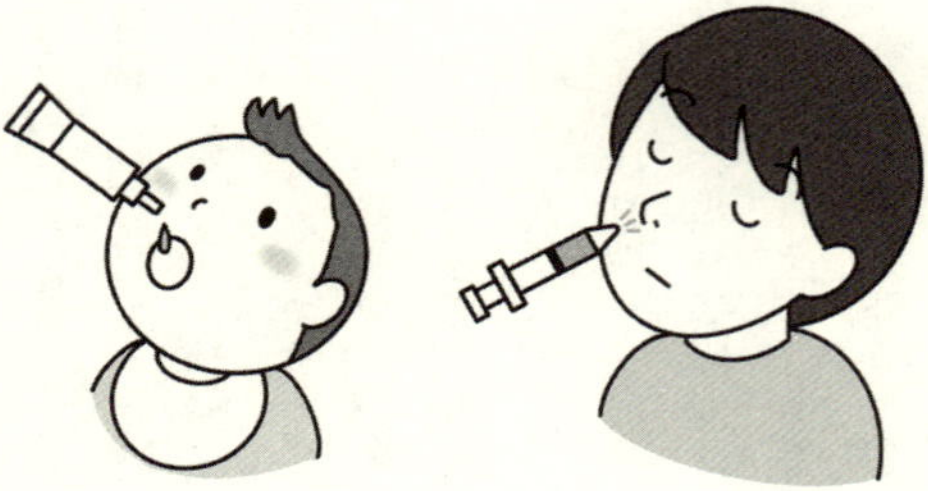

幸い、血液中のIgG抗体の一部は粘膜表面にも移動して粘膜免疫に少しは働くのですが、粘膜面での病原体の防御にもっとも大事なのはやはり粘膜面でできるIgA抗体です。

粘膜に免疫を誘導するワクチン(粘膜ワクチン)

このことから、筋肉注射によるワクチン接種に加えて、鼻への噴霧や経口による投与で粘膜IgAを誘導する試みが多々なされています。ところが粘膜を介してのワクチン(粘膜ワクチン)投与にはいくつかの問題があります。

まず、鼻腔と脳は距離が近いために、稀にですが、吸入した抗原が間違って脳に入ってしまうことがあり、その場合には入った抗原が微量でも脳炎を起こす可能性があります。

もうひとつは、粘膜表面にはQ13で述べたようにさまざまなバリア機能があるため、粘膜面に抗原を投与しても排除されることがあり、人によってはなかなか十分に体内に入らないことがあります。個人差が大きいのです。

たとえばアメリカでは、インフルエンザワクチンを鼻腔から噴霧により投与する試みが一部行われていますが、かなり効果に個人差があるようで、あまりいい結果が得られていません。粘膜ワクチンを実用化するためには、まだいくつかの問題を乗り越えないといけないようです。

Q22 アレルギーとは？

アレルギーが原因で起きる病気にはいろいろなものがある

本来は危険でないような物質に対して、からだが過剰に免疫反応を起こす現象をアレルギーといいます。アレルギーが原因で起きる病気としては、食物アレルギー、アレルギー性鼻炎（花粉症を含む）、アトピー性皮膚炎、アレルギー性結膜炎、気管支喘息や薬物アレルギーなどがあります。症状は、アレルギーを起こす物質（アレルゲン）がからだのどこから侵入してくるかによりますが、よく見られるのは、くしゃみ、流涙、皮膚の発疹や痒み、下痢、呼吸困難などです。

Q3のところで花粉症とIgE抗体の関係について、Q20では食物アレルギーとIgE抗体について触れました。ここではアレルギーとIgE抗体の関係についてもう一度説明しましょう。花粉やダニなどのアレルゲンが体内に入ると、通常は異物とみなされ、それを排除しようとからだが反応して免疫反応が起こります。

この時に、一部の人でIgE抗体が多量に作られることがあります。すると、IgE抗体がマスト細胞という免疫細胞の表面に結合します。マスト細胞は肥満細胞ともよばれ、アレルギーを起こす原因細胞のひとつです。細胞内に顆粒がたくさん含まれているために太って見えます（肥満の名前の由来）。

その顆粒には多種類の生理活性物質が詰め込まれていて、なかでも痒みを引き起こすヒスタミンとよばれる物質がよく知られています。マスト細胞はふだんはこれらの物質を細胞内顆粒に貯留しているのですが、アレルゲンがマスト細胞上のIgE抗体に結合すると、マスト細胞が活性化され、顆粒の中身が細胞外に放出され（脱顆粒とよばれる現象）、このためにアレルギー症状が起きるようになります。

具体的には、マスト細胞の脱顆粒によって局所の血管が広がって血流が増え、赤くなる（発赤）とともに、熱を持ち（発熱）、組織が腫れます（浮腫）。ヒスタミンは局所に強い痒みをもたらします。

アレルギーが起きる人と起きない人

上記の花粉やダニに対するアレルギー反応は、起きる人と起きない人がいます。起きやすいのは、特定の抗原（アレルゲン）に対して多量のIgEを作る人です。つまり、特定の抗原に対してIgE抗体を多く作るかどうかでアレルギーのなりやすさが大きく影響されます。

では、どうして一部の人だけがIgE抗体を大量に作るようになるのでしょうか。これについてはいくつかのメカニズムがあるようです。まず、特定のアレルゲン（原因）を大量に浴びるとそれがきっかけでIgE抗体がたくさん作られ始めることが多いので、アレルゲンの曝露量が大きな発症要因のひとつです。

しかし、いくら特定の抗原をたくさん浴びてもアレルギーを発症しない人がいます。B細胞がIgE抗体を作るためにはT細胞の存在が必要ですが、このT細胞が簡単には活性化されない（感作されない）人がいるようです。これには遺伝的要因（素因）もあるようです。こういう人は、IgE抗体を作る経路が簡単には動かないので、アレルギーになりにくいようです。

また、環境中のその他の要因もアレルギーのなりやすさに関係するようで、たとえば黄砂を含む大気汚染もアレルギー発症の要因となるようです（誘因）。以上の原因、素因、誘因が重なると発症しやすくなります。しかし、現時点では、これ以上のことはあまりわかっていません（図表14）。

註：詳しくいうと、アレルギーには4つの型（Ⅰ型、Ⅱ型、Ⅲ型、Ⅳ型）があります。一番多く見られるのはＩｇＥ抗体が関与するⅠ型アレルギーです。花粉症や気管支喘息はこのタイプのアレルギーによって起きます。アレルゲンが入ってくると分単位で症状が始まるので即時型アレルギーともいわれます。一方、アレルゲンが入ってからゆっくりアレルギーが起きる（日単位）のがⅣ型で、遅延型アレルギーともいわれます。Ｔ細胞が反応の主役です。接触性皮膚炎がこのタイプの反応によって起きます。

図表14 アレルギーの要因

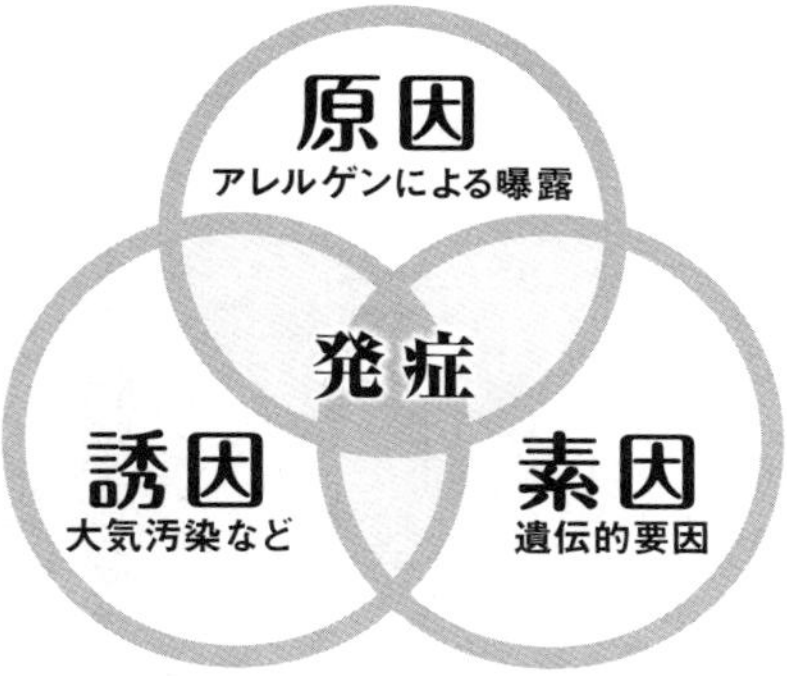
原因
アレルゲンによる曝露
発症
誘因
大気汚染など
素因
遺伝的要因

アレルギーはいくつかの要因が重なることにより発症する

Q23 アレルギーの脱感作療法とは？

アレルギーの治療法

アレルギーでは「スギ花粉に感作されてしまった」というような言い方をされますが、感作とはからだがアレルゲンにさらされて免疫が活性化されることを意味します。この感作状態から抜け出すことが脱感作で、アレルゲンによる感作状態から脱することを目的とした治療法のことを「脱感作療法」といいます。

具体的には、からだをアレルゲンに対して慣れさせることを目的に、アレルゲンの濃度や量を感作に必要な量より大きく減らして、それを微量、体内に入れます。たとえば、アレルゲンを大きく薄めたものを液体や錠剤の形で舌の下に置き、微量のアレルゲンをゆっくりと体内に吸収されるようにします。

さらに、一定期間後に何度か同じことを繰り返します。特に症状がないようであれば、アレルゲンの量を増やして同じことを行います。これがうまく行くと、からだにアレルギーを抑えるメカニズムが生まれてきて（アレルギーを起こす細胞が減ってきたり、あるいはアレルギーを抑制する細胞が増えたりして）、少々アレルゲンが入ってきてもアレルギーが起きないように変化していきます。

ただし、感作状態のところにアレルゲンを入れるので、かえってひどいアレルギーが起きることもあり、脱感作が常にうまく行くとは限りません。この点は要注意です。脱感作療法は経験の深い医療機関で受けることが必要です。

Q24 どうして最近アレルギーは増えているのか？

子どもの成育期の衛生環境がアレルギー発症に影響する？

アレルギーが近年増えているのは間違いありません。

たとえば、花粉症を発症する人の数は年々増えていて、現在では国民の3人にひとりは花粉症であり、その他のアレルギー疾患まで含めると、今や国民のふたりにひとりがなんらかのアレルギーを持っているとのことです。

Q22で述べたように、アレルギーの発症にはアレルゲンという原因の他に遺伝的要因（素因）と環境的要因（誘因）が関わります。遺伝的要因はここ数十年ぐらいで変わるようなものではないので、アレルギーが増えている原因は主に環境的要因のほうでしょう。その中でよくいわれているのが、Q10にも挙げた「衛生仮説」です。

「子どもの頃に微生物にさらされたほうがバランスのとれた免疫系の発達につながり、一方、きれいにしすぎると免疫系の発達に影響が出てかえって良くない」という考え方です。

免疫細胞との関係でいうと、「われわれの衛生環境がきれいになりすぎたために免疫のバランスが崩れてしまい、アレルギーを起こしやすいタイプの細胞が増えている」となりましょうか。

このような考え方は、もともとは1989年にイギリス・ロンドン大学のデビッド・ストラチャン氏がイギリスの医学雑誌に発表した論文に始まります。*12

彼は、1958年に生まれた約1万7000人のイギリス人について23歳になるまでアレルギー疾患（花粉症と湿疹）の発症率を調べ、兄弟の数が少ないと発症率が高くなり、これが年少の兄弟よりも年上の兄弟の数に依存していたことから、子どもの場合、兄弟が多く成育期に感染にさらされる機会が多いとアレルギー疾患になりにくい（逆にいうと、成育期にあまり感染にさらされないとアレルギーになりやすい）のではないか？ すなわち、子どもの成育期の衛生環境がアレルギー発症に影響するのではないか？ と推論したのです。

しかし、過去の文献をよく調べてみると、フィンランド、イギリス、デンマークなどで行われた3つの異なる疫学調査では「小児時の感染とアレルギー疾患のなりやすさの間には有意な関連は見られない」という結論が出ています。

つまり、この問題にはいろいろと地域差もあるようで、世の中がきれいになり感染が減ったからアレルギーが多くなったというような単純な結論は現時点では出せないようです。

アレルギーに対する微生物の影響

この点、イギリス・ロンドン大学のサリー・ブルームフィールド氏が面白いことを言っています。[*13] それは、単に環境がきれいか汚いかということではなくて、環境に存在する多様な微生物が重要であるということです。

つまり、小児期にさまざまな環境のもとで多様な微生物にさらされると、皮膚、気道や腸管の常在細菌叢が多様となり、これが適当な免疫刺激となってアレルギー反応が起こりにくくなる状況を作り出すのかもしれないと推測しているのです。

Q13でわれわれがもともと持っている自然免疫は訓練されると強くなる（訓練免疫という状態になる）ことを説明しましたが、多様な細菌叢がわれわれの免疫を訓練して、バランスのいい免疫を作り上げてくれ、そのためにアレルギーが出にくくなるのかもしれません。

これを支持するように、デンマークやスウェーデンの調査では、腸管の常在細菌叢の多様性が減っている人にアトピー性皮膚炎が起こりやすいという結果が出ています。

また、抗生物質投与で常在細菌叢が変化するとアレルギーになりやすくなるという報告もあります。たとえば、妊娠時に抗生物質投与を受けた母親から生まれた子には喘息を含むアレルギー疾患が起こりやすいとか、抗生物質を投与された小児では喘息が起こりやすくなるというような論文がいくつも出ています。

つまり、アレルギーが起こりにくくするには、単にきれいか汚いかではなくて、多様な微生物叢を持ち、それを維持することが大事であるということになります。また、抗生物質の投与のしすぎは良くないということにもなります。

Q25 自己免疫疾患とは？

免疫寛容状態が破れると自己免疫疾患が起きる

われわれの免疫系は、普通は自己抗原に対しては攻撃をせず、自己に対していわゆる免疫寛容状態にあります（Q19参照）。

ところが、この状態がなんらかの原因で破綻することがあります。すると、免疫系が自分の細胞や組織を異物とみなして、自己に対する抗体や自己を攻撃するT細胞などが作られ、自己の組織が傷つくようになります。これが自己免疫疾患です。膠原病ともよばれます。

全身性に起きるものとして関節リウマチ、全身性エリテマトーデス（英語名のsystemic lupus erythematosusを略してSLEとよばれる）、多発性筋炎や多発性血管炎などがあります。特定の臓器・組織に起きるものとして、腸管が攻撃される潰瘍性大腸炎やクローン病、すい臓のランゲルハンス島が攻撃される1型糖尿病、甲状腺が攻撃されるバセドウ病や橋本病、赤血球が攻撃される自己免疫性溶血性貧血などがあります。

自己免疫疾患は一部のものを除いては若い女性に多い傾向がありますが、なぜ女性に多いのかはよくわかっていません。

自己免疫疾患はしばしば同じ家系の中で複数の人が発症します。また、一卵性双生児の片方が発症すると、もう片方の双生児にも同じ病気が出る確率が高くなります。つまり、自己免疫疾患の発症には明らかに遺伝的要因が関わっています。

その典型例をひとつ示します。Q3で、われわれの体内には過剰な免疫反応を抑える制御性T細胞が存在していて、われわれの免疫系にブレーキをかけると説明しました。この制御性T細胞が体内で作られるためには、X染色体上にあるFOXP3という特定の遺伝子が働く必要があります。

もし先天的にFOXP3遺伝子に異常があると、制御性T細胞がうまく作られず、このために生後すぐから腸管、肝臓、すい臓、甲状腺、皮膚などの多数の臓器が自分の免疫系によって攻撃されるようになり、患者は生後数年で亡くなります。

これは男子のみに見られますが、それはFOXP3遺伝子がX染色体上にあり、一方、性染色体は、男子はXY、女子はXXだからです。このため男子ではX染色体に異常があるとそのまま発症しますが、女子ではもう片方の正常なXによって異常なXの働きが抑えられるので、たとえ異常なＦＯＸＰ３遺伝子を持っていても病気の素因を持つだけで実際は発症しません。

このように、制御性Ｔ細胞の欠損が自己免疫疾患の発症につながることから、制御性Ｔ細胞が自己免疫疾患の発症を抑えている因子のひとつであることがわかります。

環境因子と自己免疫疾患

遺伝的因子の他に環境因子も自己免疫疾患の発症に関わります。たとえば、細菌感染、ウイルス感染や太陽光に浴びすぎること（紫外線曝露）などがその例です。これらの因子で共通なものがあります。それは、いずれも体内で炎症を起こすということです。

炎症が起きると、Ｑ８で説明したように、炎症性サイトカインがたくさん作られるようになります。炎症性サイトカインは、自然免疫に関わる細胞から特に多く分泌される一群のタンパク質で、炎症時にはからだに対する一種の警報として働くとともに、自然免疫や獲得免疫反応をスムーズに働かせて炎症反応を促進する役割を持っています。

したがって、炎症性サイトカインが過剰に作られると、これまでは軽微な炎症で済んでいたものが急激に進行して悪い影響を及ぼす可能性があります。たとえば、自己反応性細胞と制御性T細胞がこれまではお互いにせめぎ合いをしていたのが、バランスが崩れて、自己反応性細胞が優位になり、組織損傷が始まる可能性があります。

註：アメリカの有名なエンターテイナーだったマイケル・ジャクソンは死後に全身性自己免疫疾患のひとつである全身性エリテマトーデス（SLE）を患っていたことがわかっています。SLEでは発熱や全身倦怠感とともに、関節、皮膚、内臓などに障害が出ます。しばしば見られるのが鼻の両側に蝶が羽を広げたような形の蝶形紅斑や発疹などの皮膚症状です。いずれも日光を浴びると悪化します。マイケルの若い時の写真には蝶形紅斑と思われるものが見られます[*14]。彼は常に大きなサングラスを着用していましたが、これは日光を浴びるのを避けるためだったかもしれません。

最近、自己免疫疾患を患う人が明らかに増えています。特定の自己免疫疾患でこの傾向が明らかで、イギリスではバセドウ病やシェーグレン症候群が過去20年間で約2倍になっています[*15]。日本でも同様の傾向があります。

そのひとつの理由として最近言われているのが腸内細菌叢の乱れ（ディスバイオーシス：Q6参照）です。

細菌感染、ウイルス感染や紫外線曝露、さらには環境汚染などが間接的に腸内細菌叢に乱れを引き起こし、それがわれわれの免疫のバランスを乱しているようです。

Q6で述べたように、腸内細菌と免疫細胞は共生をしていてギブ・アンド・テイクの関係にあるのですが、これが乱れた状態がディスバイオーシスです。このディスバイオーシスが起きると、ふだんはあまり増えていない何種類かの細菌が増えて、その代謝産物によって間接的に免疫のバランスが影響を受けて、免疫のアクセルとブレーキのバランスが乱れることになるというのがひとつの仮説です。

しかし、自己免疫疾患の誘因についてはわからないことばかりです。今後のさらなる研究が必要です。

Q26 自己免疫疾患の治療法とは？

生物学的製剤、なかでも抗体医薬による治療法

自己免疫疾患の治療のためには、以前は副腎皮質ホルモンのような、いわゆる広く免疫を抑える免疫抑制剤を使用することが多かったのですが、これだと免疫全体の働きが落ちてしまうので、患者が感染症にかかりやすくなります。

そこで最近では、異常が起きているとわかっている分子だけを対象にした、これまでよりも標的を絞った治療法（薬剤）が使われるようになっています。分子標的療法ともよばれます。たとえば、炎症を悪化させる物質である炎症性サイトカインが分子標的のひとつとなっています。

現在、この目的のために生物学的製剤といわれる医薬品がよく使われます。生物学的製剤とはその名の通り、生体が作る物質を薬物として利用したものです。なかでも抗体医薬とよばれる種類の製剤がもっともよく使われます。抗体医薬のほとんどは「モノクローナ

ル抗体」とよばれる特殊なタイプの抗体です。

その名前の通り、単一のリンパ球クローンに由来する抗体です。遺伝子組み換え技術などを利用したバイオ技術を使って、工業的に大量に作ります。このタイプの抗体は、特定の抗原だけにピンポイントで結合することから、治療の精度と効果が高く、副作用が少ないのが特徴です。しばしば前述の免疫抑制剤と併用されますが、単独で使われることもあります。

抗体医薬の中で現在もっともよく使われているもののひとつがトシリズマブです。炎症性サイトカインのひとつであるＩＬ－６の働きを遮断する抗体医薬で、大阪大学の岸本忠三博士のグループと中外製薬によって開発されたものです。

関節リウマチ患者で見られる関節破壊の進行を止めるのに有効で、抗リウマチ薬として世界でもっとも多く使われています。

Q27 制御性T細胞が免疫にブレーキをかけすぎるとどうなるのか？

チェックポイント分子を介して免疫にブレーキがかかる

前述のごとく、われわれの免疫系にはアクセル役の細胞とブレーキ役の細胞がいます。後者でもっとも大事なものが制御性T細胞です。この細胞がうまく機能しないと、免疫が過剰に働いて、自己に対する攻撃が始まり、やがて自己免疫疾患が起きてきます。逆にこの細胞が働きすぎると、免疫反応が起きにくくなります。

たとえば、悪性腫瘍（がん）の場合です。がんが一定以上大きくなると、免疫系がうまく働かなくなり、がん細胞がどんどん増えるようになりますが、この原因のひとつとして、制御性T細胞の過剰な増加があります。

おそらく腫瘍細胞が作るなんらかの物質が制御性T細胞の増殖を刺激していると考えられています。増えすぎた制御性T細胞が、がん細胞に対する免疫反応にブレーキをかけてしまうのです。

制御性T細胞がどうやって免疫細胞にブレーキをかけているかというと、いくつかのメカニズムがあるようです。これまでよく言われてきたのは、ひとつには免疫細胞が必要とする特定のサイトカインを制御性T細胞が消費してしまうこと、そしてもうひとつは制御性T細胞が免疫細胞の働きを抑制するサイトカインを放出することでした。

これに加えて大事なのがチェックポイント分子という一群のタンパク質の存在です。がんが大きくなった状態では、制御性T細胞を含むT細胞の細胞膜上にチェックポイント分子とよばれる複数の免疫制御分子が発現していて、それを介して免疫にブレーキをかけているようです。

最近はこれらのチェックポイント分子の機能を止める抗体医薬が開発されていて、免疫に対するブレーキを解除してやることが可能になってきました。あとで詳しく述べますが（Q46）、これが「免疫チェックポイント療法」とよばれる方法で、現在、がんの免疫療法のひとつとして使われています。

Q28 制御性T細胞は免疫にブレーキをかけているだけなのか？

制御性T細胞と筋肉運動

このように制御性T細胞は免疫にブレーキをかける役割を果たしていますが、何かもう少しポジティブな役目はないのでしょうか？

最近、これに関して面白いことが報告されています。中高年の人たちでは、適度な運動をすることにより、死亡率が2割ぐらい低下することがわかっています。運動をすることによって血液やリンパの流れが良くなるので、全身の組織に酸素や栄養分が運び込まれやすくなり、一方、組織の不要な代謝産物は組織外に運ばれやすくなるので、結果的に全身の代謝状態が良くなります。

さらに、免疫細胞が全身をパトロールしやすくなり、免疫機能が維持されやすくなります。また、運動にはもっと局所的な、しかもこれまで知られていなかったような新しい効果もあるようです。

最近、アメリカの研究グループが、運動が筋肉にもたらす効果について詳細に解析し、そこに制御性T細胞が働いていることを報告しています。[*16] これはマウスの実験で明らかにされたことですが、人間にも当てはまりそうです。

マウスに運動をさせると、負荷がかかった筋肉では一時的に筋肉に炎症が起きます（筋肉を使いすぎた時に筋肉痛が出るのはヒトでも同じです）。この時には同時に、筋肉内で免疫細胞の一員である制御性T細胞が大きく増えていました。

この細胞は、ふだんは過剰な免疫反応を抑える機能を持っていますが、調べてみると、この場合には筋肉での過剰な炎症を抑え、結果として筋肉での運動機能（特にミトコンドリア機能）の上昇に大きな役割を果たしていました。

筋肉での炎症の際には、インターフェロンγ（ガンマ）という炎症性サイトカインがたくさん作られ、これが炎症を進行させるのですが、制御性T細胞は局所で働いてインターフェロンγを作らせないようにして、筋肉を過剰な炎症から守るようです。

つまり、運動によって筋肉に一時的に炎症が起きるのですが、この時に代償的に筋肉内に制御性T細胞がたくさん入り込んできて（おそらく血液由来）インターフェロンγの産生を抑え、これによって筋肉が過剰な炎症から守られている、というストーリーです。

制御性T細胞は過剰な炎症からからだを守る働きもする

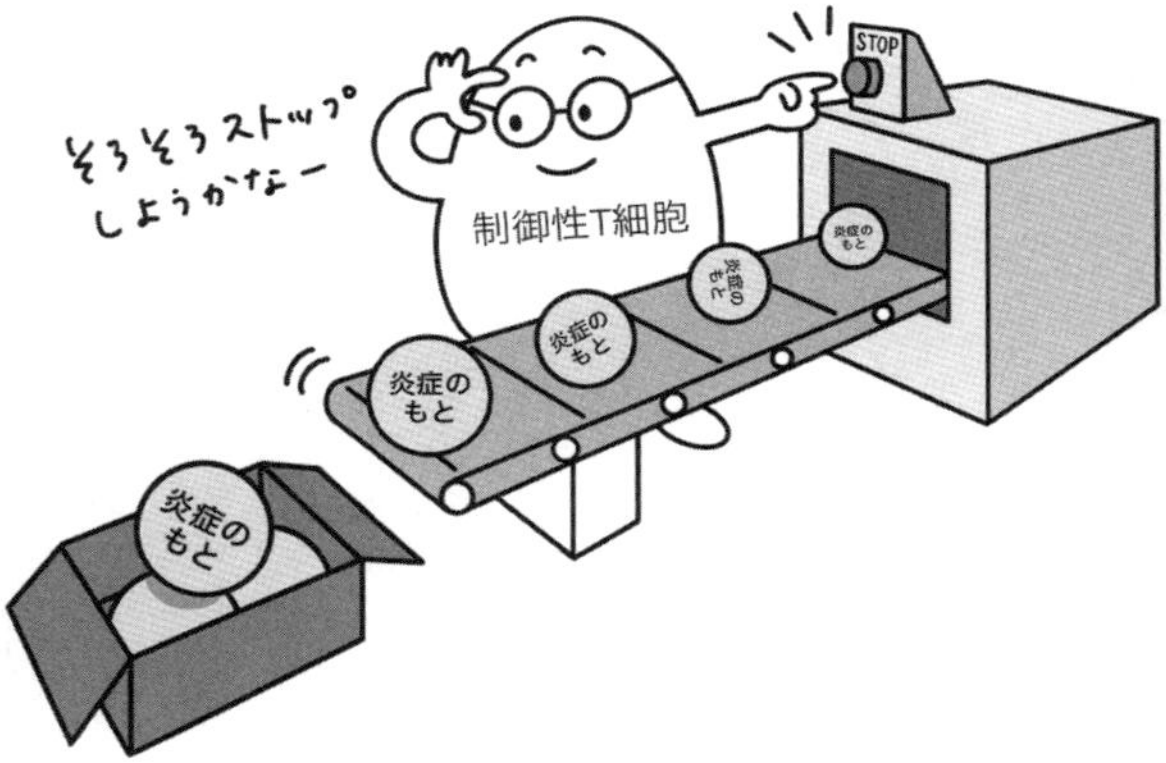

制御性T細胞は過剰な炎症から組織を守る

ヒトでもきつい運動をすると筋肉で炎症が起こり、それが筋肉での運動機能の上昇の邪魔をしていることが知られています。これまでは炎症性サイトカインのどれかが悪いことをしているのではないかと想定されていたのですが、今回の研究から、そのひとつがインターフェロンγである可能性が示唆されています。

長生きをするためにはカロリーの過剰な摂取を避け、適度な運動をしてからだの中で慢性的な炎症を起こさないことが大事なのですが、この研究結果から考えると、いかにして制御性T細胞の機能を維持するかということも実は大事なことなのかもしれません。

この結果は、運動による長生き促進効果の一部に免疫が関係していて、その一部が実は制御性T細胞を介したものである可能性を示唆しています。実に面白い結果だと思います。

Q29 炎症が続くと免疫系にはどのような影響があるのか？

炎症は一種の防御反応

炎症とは、侵入してきた異物や傷んだ細胞、組織が作る産物に対してからだが起こす正常な反応です。炎症の初期には血管が広がって局所への血流が増え、血管の壁が緩くなって漏れやすくなります。

すると、血管から白血球が組織へと漏れ出し（専門用語では「白血球浸潤」という）、白血球は異物を取り込み、排除しようとします。漏れ出した白血球が作る物質によって局所に腫れや痛みがもたらされますが、これは局所で何かが起きているという警報となるので、運動を制限させ、組織を休ませることにつながります。

つまり炎症というのは、からだの中で起きている異常状態に対する一種の防御反応であり、からだの恒常性維持機構のひとつです。炎症がうまく働くと異物が追い出され、傷ついた細胞が修復され、生体は元の状態に戻ります。したがって、炎症は一過性であることが普通なのです。

ところが、炎症が慢性的に続くことがあります。くすぶり型のもので、「慢性炎症」とよばれます。生活習慣病の多くの根底には慢性炎症があります。生活習慣病と老化とは密接に関係することから、老化と慢性炎症は背中合わせの状態ということになります。

慢性的な炎症はからだに悪い影響を及ぼす

慢性炎症が長く続くと、次第に免疫系を含む造血系に影響が出てきます。よく見られるのが貧血です。自己免疫疾患や悪性腫瘍などの経過が長引いた時に見られる貧血がそうです。この主な原因は、慢性化した炎症組織（炎症巣）で炎症性サイトカインがたくさん作られるからです。

炎症性サイトカインは複数の組織に働いて貧血を引き起こします。ひとつは、腎臓に働いてエリスロポエチン（腎臓で作られているホルモンで、骨髄に働いて赤血球を増やす）の産生を抑え、貧血を起こします。また、炎症性サイトカインは肝臓に働いて、ある特定のタンパク質の産生を介して、腸管からの鉄の吸収を抑えます。鉄は赤血球産生に必要なので、鉄が不足すると貧血になります。

図表15 慢性炎症は免疫系にも悪影響を及ぼす

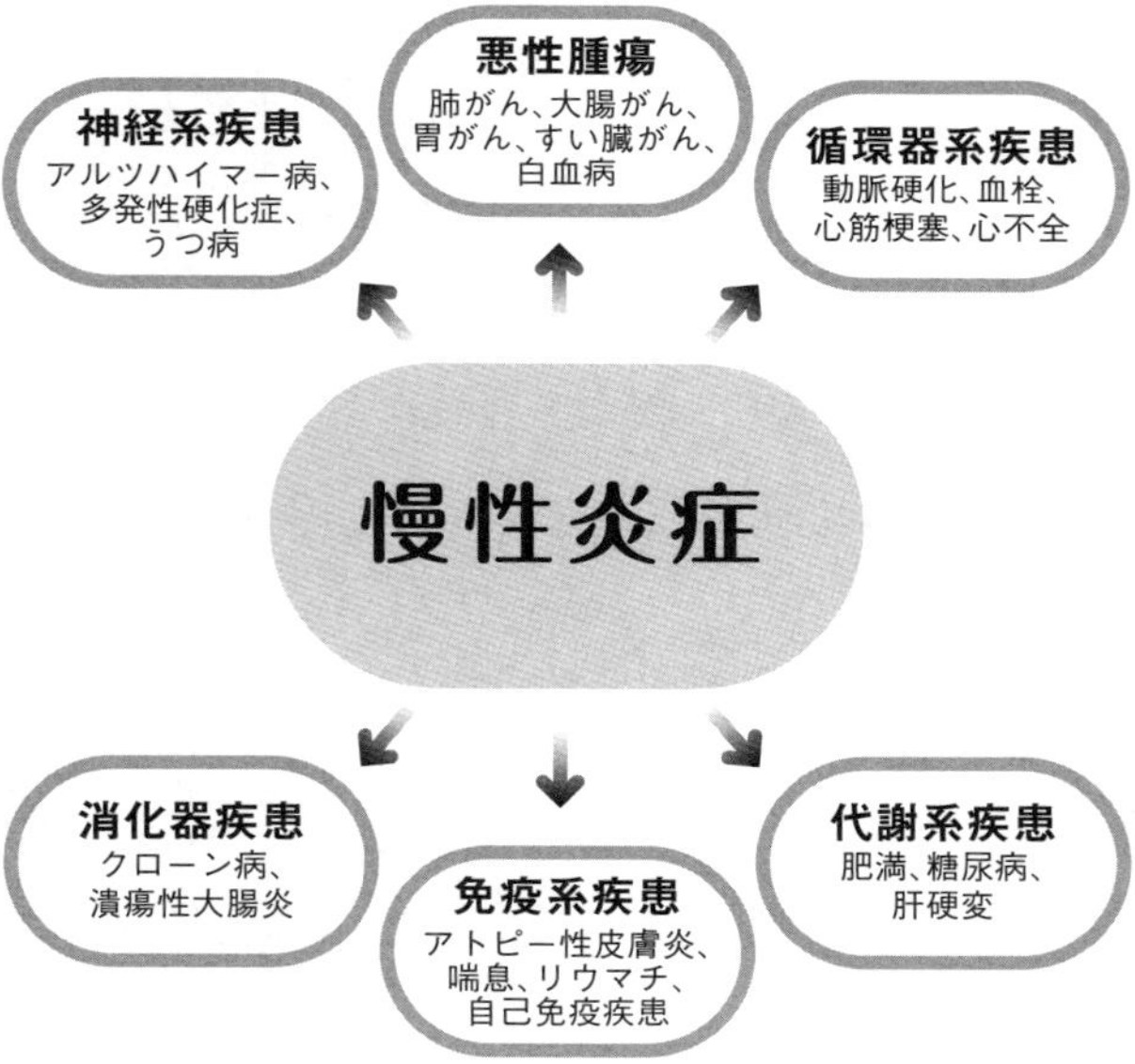

さらに、炎症性サイトカインは骨髄のマクロファージを活性化させ、このために赤血球が破壊されるようになります。このように慢性炎症では、赤血球が作られる過程が抑えられるとともに、壊される過程が促進されるので、貧血が出やすくなります。

炎症組織で作られる炎症性サイトカインが血液中で高いまま持続すると、リンパ組織にも働いて、リンパ球が過度に活性化されます。

これが続くと、リンパ球が働きすぎのために疲弊をして、数が減り、やがてその機能を十分に発揮することができなくなります。

さらに、慢性炎症はからだにとってストレスなので、副腎皮質ホルモンなどのストレスホルモンが血液中で増え、このためにリンパ球産生が抑えられるとともにリンパ球の機能が低下し（Q5参照）、免疫におけるアクセルの力が弱くなり、さらにブレーキの力も下がります。このために免疫力が下がります。

このように、慢性炎症では造血系にも免疫系にも悪影響が及びます。その結果、慢性炎症が続くと、**図表15**に示すようなさまざまな病気が起きるようになってきます。慢性炎症はまさに「万病のもと」なのです。これについて詳しくは拙著（『免疫と「病」の科学』宮坂昌之・定岡恵、講談社ブルーバックス）を参照してください。

Q30 肥満と免疫の関係は？

BMI（ボディマス指数）は日本人の死亡リスクやがん死亡のリスクと強く関連している

ここに示すのは日本のデータで、肥満の程度（BMI：ボディマス指数）と総死亡およびがん死亡のリスクとの関連を示しています[*17]（**図表16**）。日本肥満学会の定めた基準では、18・5未満が「低体重（やせ）」、18・5以上25未満が「普通体重」、25以上が「肥満」とのことで、BMIが22になる時の体重が標準体重であり、もっとも病気になりにくい状態であるとされています。

この基準で**図表16**を見ると、男性でも女性でも、痩せすぎも太りすぎのいずれでも、総死亡リスク（原因を問わない全体の死亡リスク）やがんによる死亡リスクが高くなっています。痩せすぎの場合には、必要な栄養素が十分に摂取できていないことが多く、代謝能力も免疫力も下がっていて、このために死亡リスクが高くなっていると思われます。

注目したのは、標準体重よりも少しBMIが高めのところで総死亡、がん死亡リスクと

図表16 肥満と死亡リスク

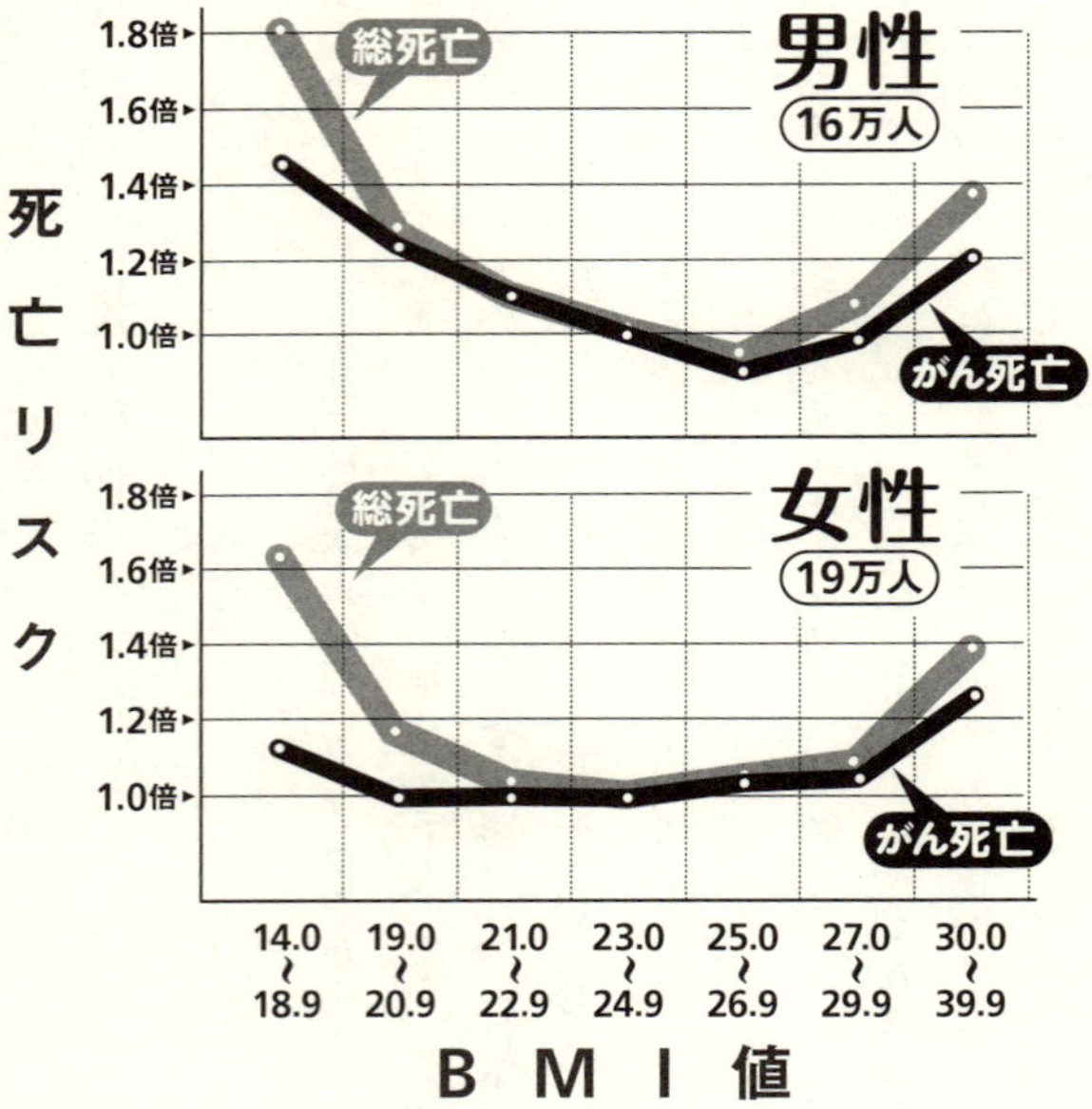

出所：国立がん研究センター　がん対策研究所　予防関連プロジェクト
肥満指数（BMI）と死亡リスク：2011年より作成

もに一番低くなっていることです。よく一般にいわれる「ちょっと太めのほうが元気で長生き」ということを反映しているのかもしれません。からだに少し余裕があるほうがいいのでしょう。

しかし、余裕がありすぎて肥満が進むと、総死亡、がん死亡のどちらのリスクもはっきりと高くなっています。これはどうしてでしょうか？

図表17 BMIで見た新型コロナ感染症の入院および死亡リスク

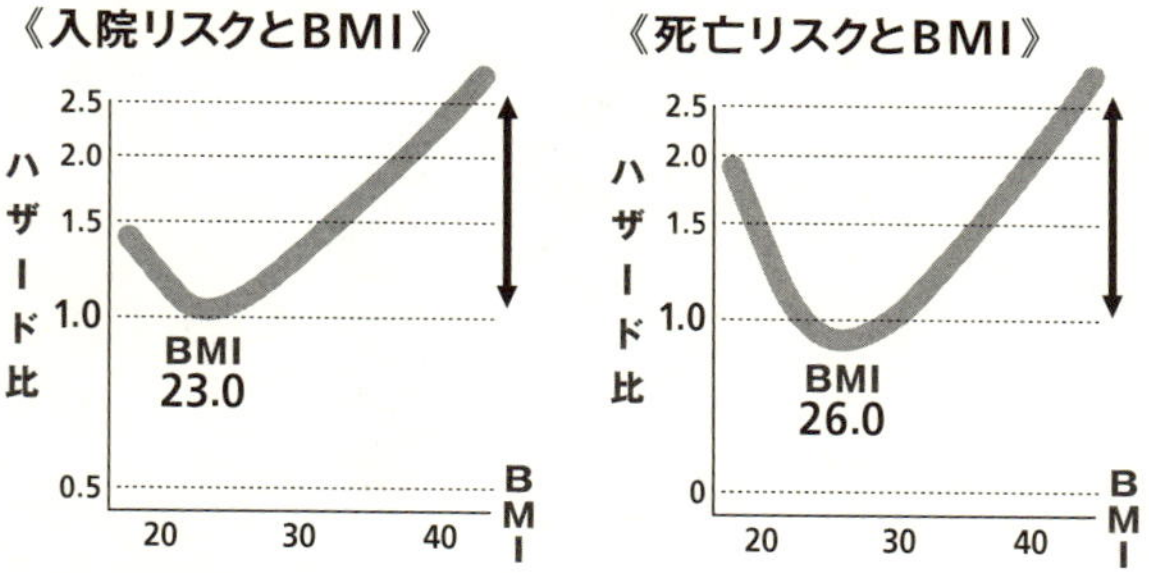

出所：Gao M et al, *Lancet Diabetes Endocrinol*, 9:350, 2021.

過度の肥満は免疫力低下につながる

実は、新型コロナ感染症における入院リスクと死亡リスクを見ても同様の傾向があります。**図表17**はイギリスで約690万人について調べたものです。*18

図表16の総死亡リスク、がん死亡リスクのデータとよく似ていますね。やはり痩せすぎは良くなく、一方、肥満の度合いが増すにつれて、新型コロナによる入院リスクも死亡リスクも急激に高くなっていきます。

これにはいくつかの理由があると思われますが、もっとも大きいのが肥満によって生じる免疫力の低下です。肥満では脂肪組織に慢性炎症が起きています。肥満の際には脂肪細胞の大きさと数が増え、脂肪組織が大きくなりますが、この時には脂

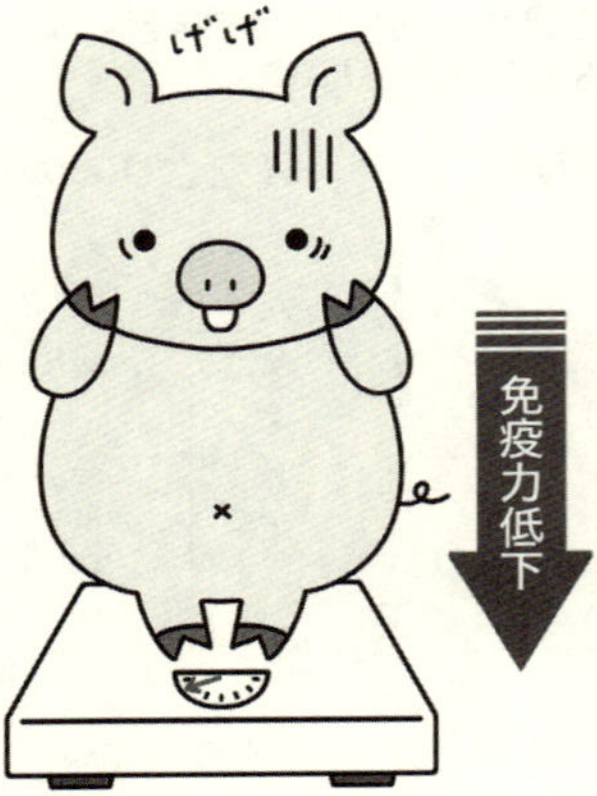

肪組織ですでに炎症が始まっていて、肥満の度が進むとともに炎症も次第に進行していきます。
すると、脂肪組織に集まってきた白血球から継続的かつ大量に炎症性サイトカインが放出されるようになり、脂肪組織の周囲や離れた組織に働いて、さまざまな悪影響を及ぼします。
そのひとつの例が、Q29で説明した貧血や免疫力低下です。脂肪組織で起きている慢性炎症が造血系や免疫系に悪影響を及ぼし、免疫力低下がもたらされるのです。

Q31 老化と免疫の関係は？

加齢とともに、感染症にかかりやすく、重症化しやすく、死亡リスクが高まる

図表18は、２０２３年４月25日時点での新型コロナウイルス感染症による性別、年代別累計死者数を示したものです。厚生労働省のデータです。[*19] 年齢が進むにつれて男女ともに死者数が大幅に増えています。60代をすぎると新型コロナによる死者数が増え、死者全体の約９割が70代以上の人です。

実は、これは新型コロナだけではありません。多くの感染症でほぼ同様の傾向が見られます。年齢が進むと、どの感染症にもかかりやすくなり、重症化しやすくなり、死亡リスクがぐんと高くなるのです。これは主に老化によるものです。

一般に細胞は分裂できる回数に制限があり、ある程度分裂を繰り返すとそれ以上分裂ができなくなります。この過程で細胞の老化が始まり、種々の老化関連因子（「ＳＡＳＰ〈サスプ〉因子」ともよばれる）が老化細胞で作られるようになります。ＳＡＳＰ因子のひとつに

図表18 新型コロナウイルス感染症
性別・年代別死亡者数（累計）
2023年4月25日時点

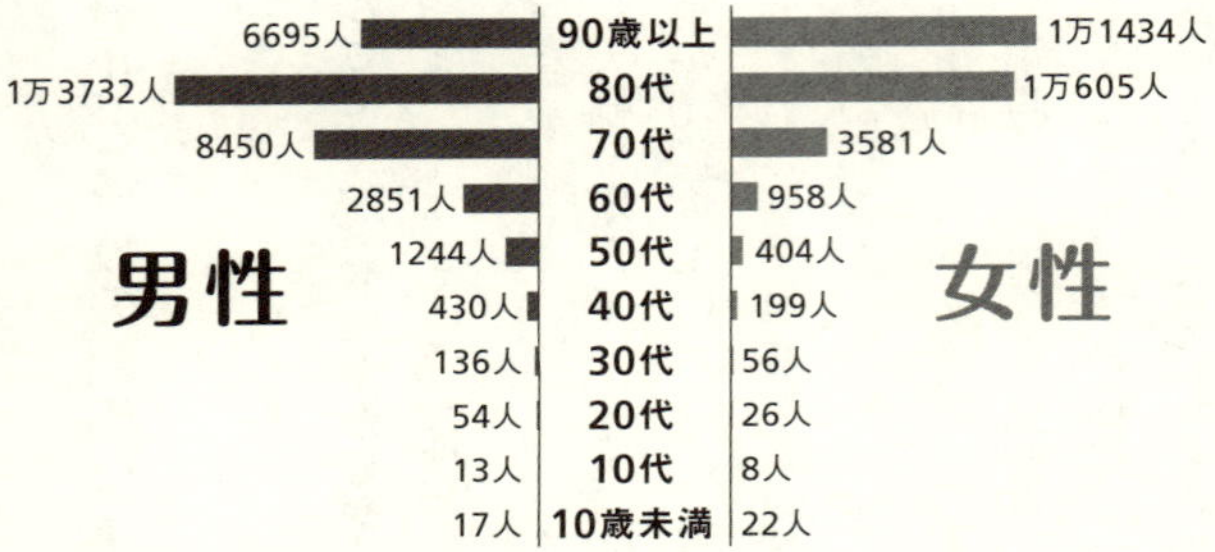

出所：厚生労働省オープンデータより作成

Q29、Q30でも述べた炎症性サイトカインがあります。

炎症性サイトカインはSASP因子を作る老化細胞自身を刺激して細胞の老化をいっそう進めるとともに、免疫細胞をよび寄せ、炎症状態を作り出します。

もしその場に遺伝子変異を起こした細胞がいると、SASP因子がその細胞に働いてがんを発症しやすくします。どうもSASP因子が老化の過程でいろいろと悪いことをするようです。

ではどうして老化細胞がSASP因子を作るのでしょうか？　これについては大阪大学の原英二教授のグループが面白い知見を報告しています。[*20]

それによると、老化細胞では細胞質で不要なDNAを除去するために必要なDNA分解酵素の量

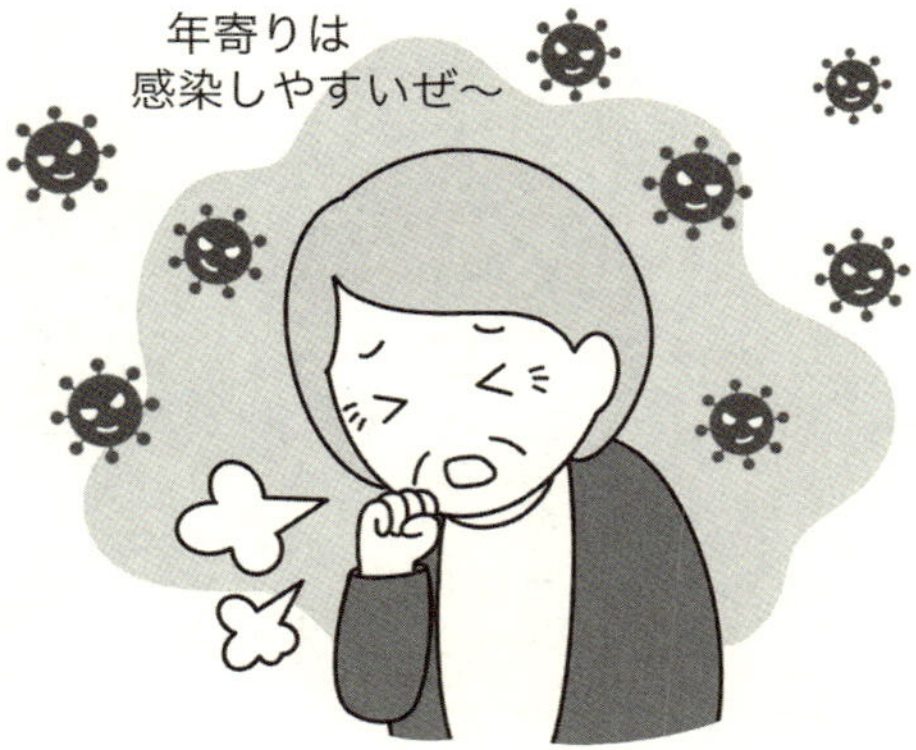

が減り、そのためにゲノムDNA（遺伝子であるDNA）の一部が細胞質に溜まり始めるそうです。するとこのDNA断片が自然免疫反応を刺激して、その結果、SASP因子の産生が始まるというのです。ここでも老化と炎症（免疫）がリンクしていることがわかります。

加齢とともに炎症を起こしやすくなり、慢性炎症が進むと、生活習慣病が悪化する

そんなことから最近、inflammation（炎症）とaging（老化）を組み合わせたinflammaging（インフラメイジング）という言葉ができています。Inflammagingが進むと、高齢者ではもともとある程度低下している各臓器の予備能力がさらに低下します。また、加齢による慢性炎症が進むと、生活習慣病が悪化していきます。

このようなことが骨髄で起きれば、免疫細胞の多くは骨髄で作られるので、当然、自然免疫も獲得免疫も低下します。また、各臓器の機能には血管やリンパ管による栄養分の運搬と代謝物の排出が大きく影響しますが、血管やリンパ管も老化をするので、これによっても各臓器の機能が落ちてきます。

さらに、免疫組織でも老化が進み、リンパ球やそれを取り巻く間質(かんしつ)細胞もともに機能が落ち、加齢による免疫力の低下に大きく関わります。このようにして加齢と炎症、免疫力低下というのは密接に関係しています。

そこに、たとえば新型コロナウイルスによる感染が起きると、高齢者では負のスパイラルが始まり、急激に状態が悪化する可能性があります。

Q32 睡眠と免疫の関係は？

睡眠不足は免疫力低下につながる

人間は人生の3分の1は寝て過ごすとのことですが、睡眠はわれわれにとって必須のものです。慢性的に睡眠欠如状態が続くと、感染を起こしやすくなったり、体内で炎症が起きやすくなったりします。実験的に、無理に長時間、睡眠不足を誘導すると、からだの所々で炎症が起こります。

たとえば、マウスに強い睡眠欠如状態を持続させると、脳内でプロスタグランジンE2（PGE2）という生理活性物質が放出され、それが血液脳関門を越えて末梢に移動して、末梢の免疫細胞に働いて炎症性サイトカインを多量に放出させ、その結果、種々の臓器で障害が起きて、最終的には多臓器不全により死亡します[*21]。

この際にあらかじめPGE2ができないようにしておくとマウスの死亡率が大きく下がるので、この現象がPGE2の過剰産生によるものであることがわかります。

註：PGE2は、生理活性を誘導する脂質、すなわち脂質メディエーターの一種です。生体膜の構成成分であるアラキドン酸から生合成されるエイコサノイドのひとつで、発熱、痛み、血管拡張、胃液分泌抑制や陣痛促進などさまざまな生理機能を持っています。作られる状況によって、免疫反応を促進したり抑制したりします。

人間では睡眠時間が短いと、がんや脳血管障害による死亡率が上昇し、1日の睡眠時間が5時間の人は7時間の人に比べて約30％高い全死亡率を示すとのことです。[*22]

その原因のひとつは、睡眠不足のために造血系、免疫系に悪影響が及び、からだが炎症を起こしやすくなり、その結果、免疫力が低下することにあるようです。

アメリカのマウントサイナイ病院の研究グループからの報告によると、睡眠不足が続くと免疫細胞を作る大元の細胞である造血幹細胞にエピジェネティックな変化が起こって免疫細胞をたくさん作るようになるのですが、特に自然免疫に関わる骨髄系細胞をたくさん作るようになっていて、このためにからだで炎症が起こりやすい状態となっていたとのことです。[*23]

つまり、睡眠をしっかりとらないと全身的に慢性炎症が起こりやすくなって、さまざまな病気のリスクが上がることになります。

註：エピジェネティックな変化とは、われわれのゲノムを作るDNAに起きる化学的修飾（DNAのメチル化やヒストンのアセチル化）によって見られる変化のことです（DNAのメチル化とは4つの塩基のうちのシトシンの炭素分子にメチル基〈－CH3〉が付加されること、ヒストンのアセチル化とは核に存在するタンパク質であるヒストンにアセチル基〈CH3CO－〉が付加されること）。DNAやヒストンにこのような化学的修飾が起きると、ゲノムの塩基配列自体には変化がないのですが、遺伝子の働き方が変わります。

睡眠不足によりがんを排除しにくくなる

われわれががんで死亡するのは、ほとんどの場合、転移によってです。

転移とは、がん細胞が元のがん組織から離れて別の組織に移動をし、そこで新たながん組織を作ることです。転移が肺、肝臓、脳などの主要臓器で起こると、死亡のリスクが大きく上がります。

転移を未然に防ぐことががん治療の成功のために大事なのですが、どのようにして転移という現象が誘導されるのかあまりよくわかっていません。その中で、最近ひとつわかってきたことは、がん細胞ががん組織を離脱して血液中に出現しやすいのは夜間で、われわれの睡眠時であるということです[*24]。

ただし、がん細胞が血液中に出現したからといってそれがすぐに転移につながるわけではありません。それは、われわれの免疫系が、がん細胞を認識して攻撃・排除するからです。ところが、これに関してひとつ大事なことがあります。それは、われわれの免疫は、昼間のほうが夜よりもよく働くということです。

われわれのからだでは、適度な交感神経刺激があるほうが、免疫がより良く働くようになっているのです。実際、ワクチン接種は、交感神経活動の高い午前中にするほうが午後にするよりもたくさんの抗体を作ります[*25]。

となると、1日の中でわれわれの免疫力が下がってくる夜間にがん細胞の転移が起きやすいというのは、あまり都合がいいことではありません。ここに睡眠不足が加わると、免疫力はさらに低下するわけですから、血液中のがん細胞をもっと排除しにくくなり、余計にまずいことになります。

良い睡眠は健康の源

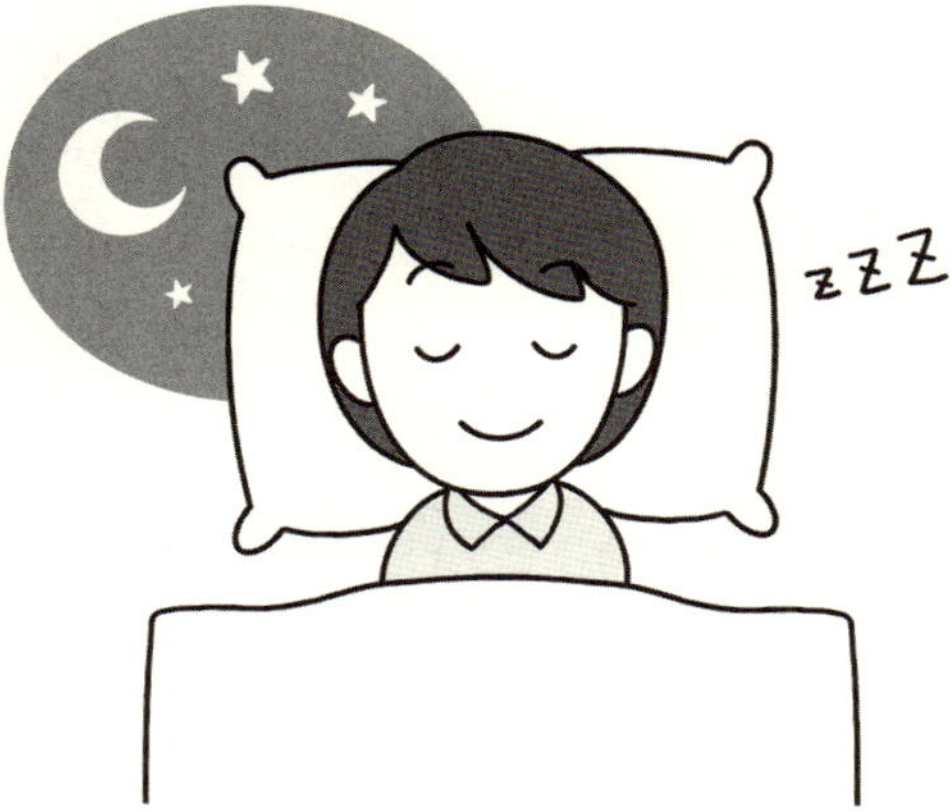

実際、睡眠不足だと、ワクチン接種の際に抗体を作る能力も下がります。[*26] また、睡眠不足によって、関節リウマチやSLEなどの自己免疫疾患が発症しやすくなることがわかっています。[*27]

前にも説明したように、われわれには自己反応性のリンパ球が少数いるのですが、制御性T細胞などのブレーキをかけるメカニズムが複数働いていて、ふだんは自分のからだを攻撃しないようになっています。

ところが睡眠不足が続くと、アクセルとブレーキのバランスが崩れて、アクセル優位となってしまい、自己に対する免疫反応が始まってしまうのです。

このように、睡眠をよくとることは、われ

われのからだの防御にとってとても大事なことです。「睡眠不足になっても自分はあとで寝だめをするので大丈夫」と言う人がいますが、「寝だめ」では睡眠不足による悪影響がうまく解消されないようです。やはりふだんから規則正しい睡眠習慣を身につけるのが大事でしょう。

Q33 アルツハイマー病は免疫力低下によって起きるのか？

これに関しては話が複雑です。まず認知症について説明しましょう。

アルツハイマー病は認知症の一種

認知症というのは医学的には「病名」ではありません。脳の機能が低下したために、物事を認識する力、記憶力、判断力などが障害を受けて、日常生活に支障をきたすようになった「状態」のことです。

認知症は、最近どんどん増加しています。内閣府ホームページによると、日本の認知症患者の数は２０１２年ですでに４５０万人を超えて高齢者人口の約15％という割合だったのですが、２０２５年には約７００万人となり、65歳以上の5人にひとりとなるといわれています。健康長寿社会の大きな敵です。

認知症は大きく分けて、血管型とアルツハイマー型があります。前者は、気づかないほど小さな出血や梗塞が脳の血管の所々で起こることによるもので、日本の認知症の2割ぐらいは血管型といわれています。その原因は主に生活習慣病で、特に糖尿病、高血圧、脂質異常症が大きなリスクファクターです。

ということは、血管型は生活習慣の改善でかなり防げる可能性があるということです。生活習慣病の根底には慢性炎症があるのですから、血管性認知症の原因に慢性炎症が関わっていると考えられます。生活習慣を改善し、慢性炎症を抑えることが血管性認知症の予防や進行を止めるために大事です。

一方、全体の6割以上を占めるといわれているのがアルツハイマー病による認知症、すなわちアルツハイマー型認知症です。原因不明です。わかっているのは、アルツハイマー病の患者ではアミロイドベータというタンパク質が脳に沈着してアミロイド斑あるいは老人斑が増えていることですが、何がきっかけとしてこのようになるのかは不明です。

この状態になると、周囲の神経細胞が死に始め、神経細胞が減って、記憶力や判断力の低下が起こると考えられています。

ウイルス感染はアルツハイマー病の発症リスクを高める

ウイルス感染があると、あとになってからアルツハイマー病、血管性認知症やパーキン

図表19　ウイルス感染とアルツハイマー病などの神経系疾患発症リスク

ウイルス感染	ウイルス感染後に見られる神経系疾患	ハザード比 (FinnGen)	ハザード比 (UKB)
ウイルス性脳炎	アルツハイマー病	30.72	22.06
インフルエンザ肺炎	〃	4.11	2.60
〃	ALS（筋萎縮性側索硬化症）	1.81	7.91
〃	認知症 ※アルツハイマー型と血管型の両方を含む	3.48	4.44
〃	パーキンソン病	1.72	2.98
〃	血管性認知症	4.62	6.79
帯状疱疹	〃	2.33	6.22

出所：Levine KS et al, *Neuron*, 111(7):1086, 2023.

ソン病などの神経系疾患の発症リスクが増加するというデータがあることが最近わかってきました[*28]（図表19）。

フィンランドとイギリスのふたつのバイオバンク（FinnGenとUKB）のデータを解析して得られた結果です。そのデータの一部を抽出して図に示します（図中の「ハザード比」とはそれぞれの病気が起きるリスクを示す。1は変わらない、1より大きいとリスクが上がる、たとえば2だとリスクが2倍上がることを示す）。

これまで、ウイルス性脳炎を起こすと、あとになってアルツハイマー病を発症するリスクが10倍以上高くなることが報告されていましたが、今回の報告でもこれが確認されました（FinnGenのデータではリスクが約30倍、UKBのデータでは約20倍）。

さらに、インフルエンザにかかって肺炎を起こした人は、アルツハイマー病、ALS、認知症、パーキンソン病、血管性認知症になるリスクが約2倍から数倍増えていました。また、帯状疱疹になった場合も、種々の神経系疾患の発症リスクが有意に高くなっていました。

これに加えて、すでにアルツハイマー病になっている人では炎症があると認知機能の低下がさらに進みやすくなることがわかっています。

たとえば、炎症性サイトカインが血液中で増えているアルツハイマー型患者の認知機能は、炎症のないアルツハイマー型患者に比べて低下の度合いが大きく、逆に炎症性サイトカインが低い患者では、経過観察期間中に認知機能の低下がほとんど見られなかったそうです。

インフルエンザワクチン接種がアルツハイマー病の発症防止に有効?

これらのことから、ワクチンが存在する感染症については中高年の人たちはワクチン接種をして感染リスクを下げておくことが必要です。そのことをはっきりと示すデータがアメリカから出ています。

これは２００９年から19年の約10年間に65歳以上で6年以上認知症の症状がなかった集団から約93万例のインフルエンザワクチン接種有りと無しのペアを偏りがないように選び（平均73・7歳、56・9％女性）、その後のアルツハイマー病の発症頻度を比較したものです。その結果、65歳以上の集団ではインフルエンザワクチン接種の回数が増えるに連れてアルツハイマー病の発症頻度が下がっていました＊[29]（図表20）。

つまり、インフルエンザワクチン接種はアルツハイマー病の発症防止に有効であったということです（おそらくワクチン接種がインフルエンザ発症リスクを下げ、あるいは重症化リスクを下げ、このために二次的にアルツハイマー病の発症リスクが下がったと考えられます）。

図表20 インフルエンザワクチンの接種回数とアルツハイマー病の発症頻度

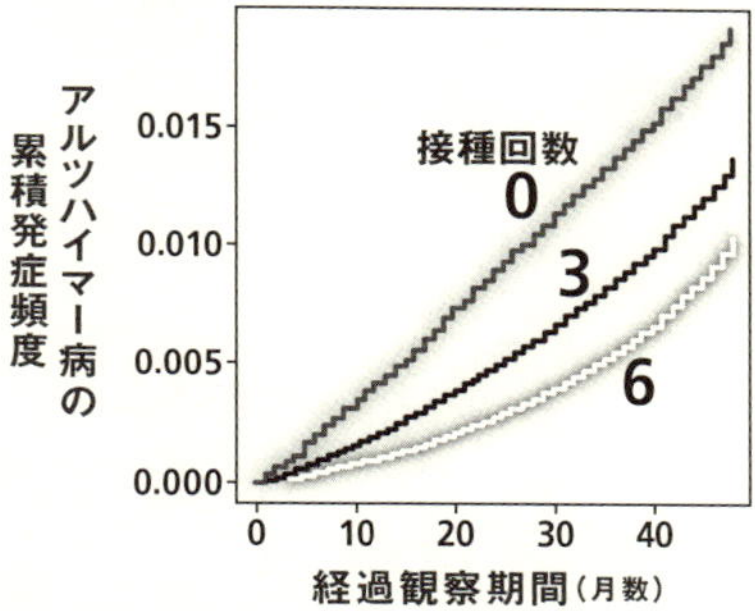

出所：Bukhbinder AS et al, *J Alzheim Dis*, 88:1061, 2022.

以上、ウイルス疾患などが原因で炎症が続くと、アルツハイマー病の悪化につながります。しかし、

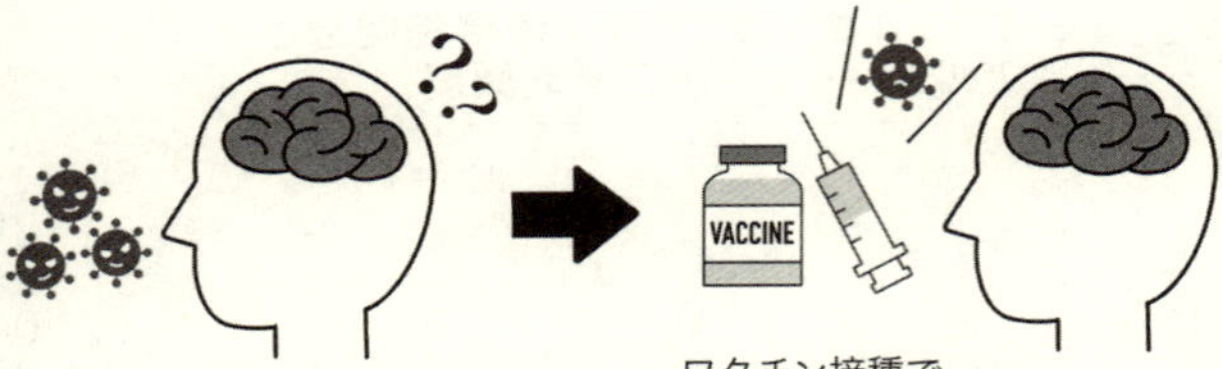

ウイルス感染すると
アルツハイマー病に
なりやすくなる

ワクチン接種で
二次的に
アルツハイマー病の
発症リスクを下げられる！

免疫力の低下そのものがアルツハイマー病の発症を起こしているのではないようです。

アルツハイマー病の原因は不明ですが、炎症の存在自体が発症のきっかけとなったり、認知症の症状の進行を進めたりするようなので、慢性炎症を抑えることが大事です。食べすぎ、飲みすぎは避けて、定期的に運動することを心がけましょう。

Q34 アルツハイマー病は抗体で治療することができるのか？

アルツハイマー病の新しい治療薬として抗体医薬が使われ始めている

アルツハイマー病の原因はいまだに不明です。Q33で触れたように、わかっているのはアルツハイマー病患者の脳ではアミロイドベータというタンパク質が沈着していることで、このことから最近はアミロイドベータ沈着が病気の原因かもしれないと考えられ始めています。

アミロイドベータは健康な人の脳でも作られていますが、通常は脳に蓄積されずに脳外に排出されます。ところがアルツハイマー病患者ではなぜかアミロイドベータ同士がお互いにくっついて凝集体を作り、これが神経細胞（ニューロン）にからみついて脳からうまく排出されなくなります。この過程で神経細胞が死に始め、脳が次第に萎縮してきて、認知症が進行していきます。

このことから最近、アミロイドベータの凝集体形成を抗体投与によって阻害する試みが

図表21 アルツハイマー病の抗体医療とは？

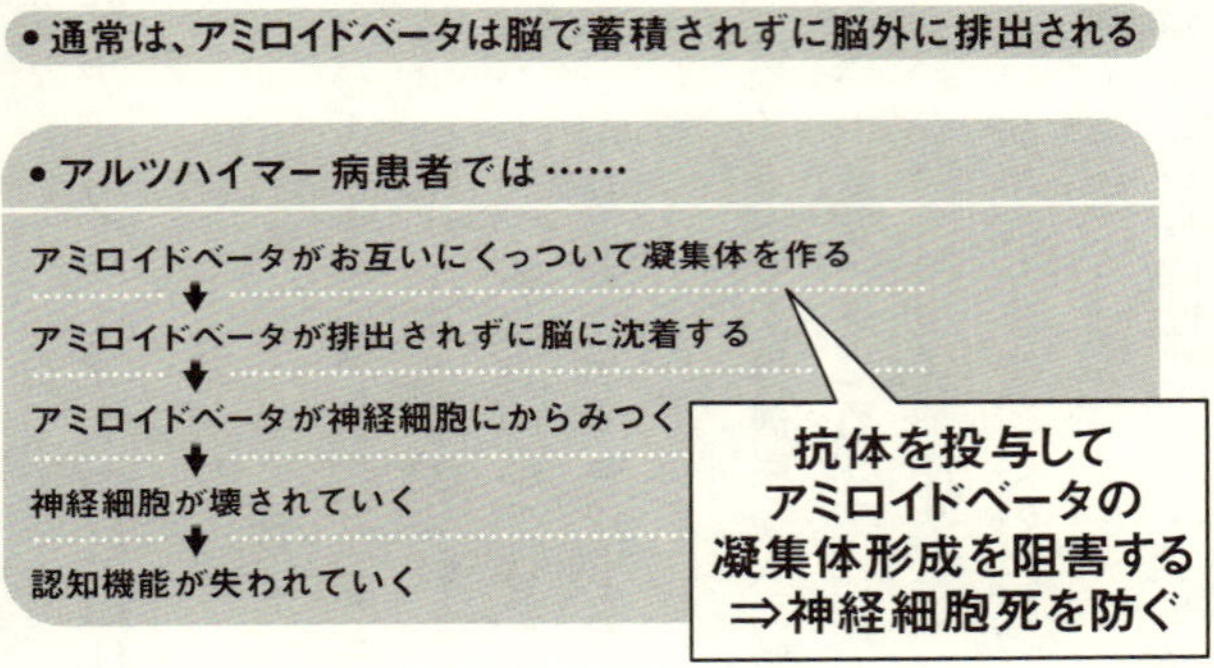

・通常は、アミロイドベータは脳で蓄積されずに脳外に排出される
・アルツハイマー病患者では……
アミロイドベータがお互いにくっついて凝集体を作る
アミロイドベータが排出されずに脳に沈着する
アミロイドベータが神経細胞にからみつく
神経細胞が壊されていく
認知機能が失われていく
抗体を投与して
アミロイドベータの
凝集体形成を阻害する
⇒神経細胞死を防ぐ

行われています。アミロイドベータが凝集体を作る前あるいはその過程で抗体を作用させ、これによってアミロイドベータの凝集体形成を抑えて（脳内沈着を抑えて）脳外に排出させてしまおうというものです（図表21）。

日本のエーザイとアメリカのバイオジェンという会社が開発したレカネマブというモノクローナル抗体がこの目的で使われています。2週間に1回、静脈内投与します。会社からの発表によると、第三相臨床試験（くすりの有効性・安全性を調べる臨床試験の最終段階）においてレカネマブ投与によりアルツハイマー病患者の認知機能の低下進行を有意に抑えられたとのことです。

最近、日本でも使用が認可され、医療保険が適用されるようになりました。しかし、レカネマブの薬価は高く、1年間の治療費が300万円ぐらいになります（保険適用後の自己負担額は3割負担で約10万円となります）。現時点では、いったん抗体投与を始めた時にいつまで続ける必要があるのか、あるいはいつやめたらいいのかに関する臨床データがないので、多くの人が治療を開始した場合には国全体の医療費高騰につながる可能性があります。

これに加えて、もうひとつの懸念は副作用です。抗体投与を受けた人たちの一部で脳の萎縮が見られています。また、アミロイドベータは血管壁にも沈着するためか、レカネマブ投与によって血管壁がもろくなって微小出血が見られた例も報告されています。

たとえ認知症の進行が抑えられたとしても、脳神経系の機能に影響するような副作用が出るのであれば、これは慎重に考える必要があります。テレビ、新聞、雑誌などではアルツハイマー病に対する魔法の薬が出たかのようにしばしば報道されていますが、まだそこまではいえません。今後の結果を待ちたいと思います。

Q35 ワクチンとは？

ワクチンはからだの免疫の仕組みをよび起こす

すでにここまでのQでもワクチンのことについて少し触れていますが、ここではページを割いてもう一度詳しく説明しましょう。ワクチンとは、病原体あるいは細菌毒素の力を弱めたり無くしたりして、人工的に作られた製剤のことです。

からだの免疫の仕組みをよび起こして、病原体に対する抵抗力を増強させます。主に感染症を未然に防ぐことを目的に作られ、感染症ごとに異なるワクチンがあります。

Q14で触れたように、ワクチンは、からだの免疫の仕組みである自然免疫系と獲得免疫系の両方を刺激することによって、その効果を発揮します。特に獲得免疫系に対しては免疫記憶を与えることにより、特定の病原体に対してただちに作動できるような「出動待機状態」を作り出します。

ワクチンにはいろいろな種類がある

ワクチンには何種類かあります。生ワクチンは、生きた病原体を使っているので、「生」という言葉がついています。ただし、ホカホカの「生」で使うと、本当の感染が起きてしまう可能性があるので、病原体の感染する能力（感染性）を人工的に低下させておき、それをワクチンとして使います。

現在、このような弱毒化生ワクチンとして使われているのは、BCG、麻疹、風疹、おたふく風邪、みずぼうそう（水痘）などのワクチンです。

体内に入ると、病気を起こさないぐらいの軽い感染を起こして、その結果、普通の感染に近い状態でからだの抵抗性がよび起こされることになります。つまり、実際に病気が起こった時に近い形の免疫がつくのです。これは大きなメリットです。

不活化ワクチンは、病原体の感染性を完全に失わせてから製剤化したものです。このタイプのワクチンには、百日咳、日本脳炎、インフルエンザ、A型肝炎、不活化ポリオワクチンなどがあります（インフルエンザワクチンではウイルスの抗原のもととなる一部の成分だけを取り出し、精製してワクチンにしているので、「スプリットワクチン」ともよばれます）。

これらのワクチンは、病原体が不活化されているので病気を起こすことはないのですが、

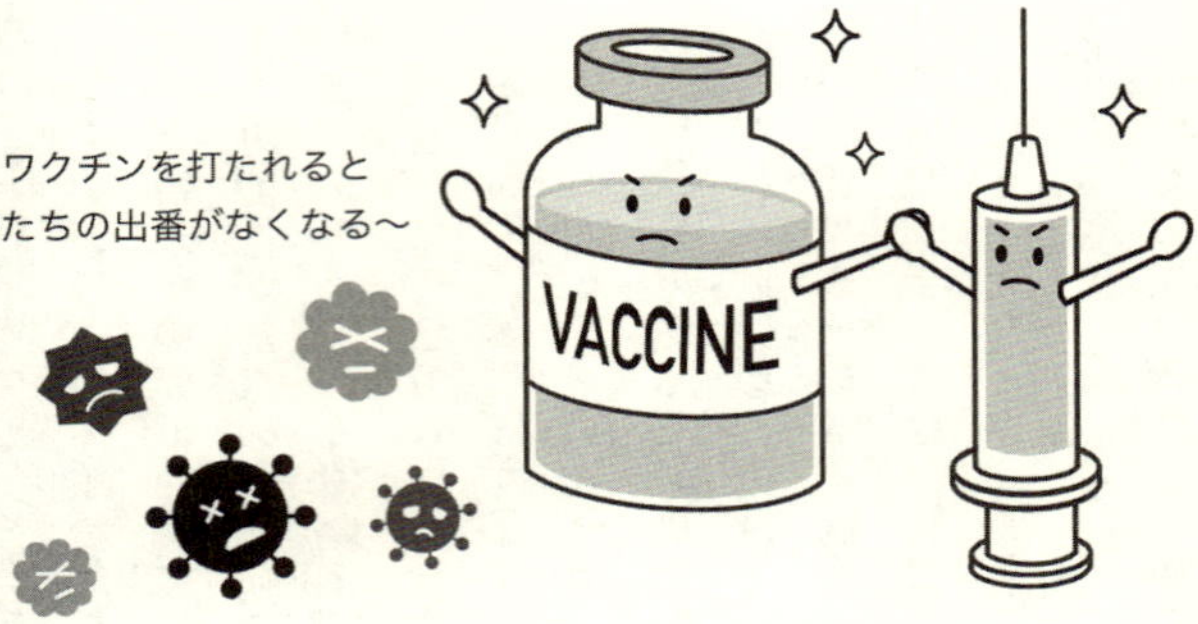
ワクチンを打たれると
俺たちの出番がなくなる～
VACCINE

まずその病原体を試験管内や鶏卵などの中で生きた形で増やす必要があるので、製造に時間がかかります。

また、このタイプのワクチンのもうひとつの問題点は、体内で増えることがないので、1回だけの接種では十分な抵抗性を付与することができない点です。このために、ワクチンの中に「アジュバント」とよばれる免疫増強剤を加えた上で、数回の接種を行うのが普通です。

トキソイドワクチンは、細菌の毒素を化学処理して免疫を付与する能力だけを残して毒性を除去したものです。破傷風やジフテリアのワクチンがこのタイプです。

遺伝子組み換え技術を利用したサブユニットワクチンというものもあります。病原体から感染に関わる遺伝子を取り出して、それを発現細胞とよばれる細胞株に導入し、その産物であるタンパク質サブユニットを作らせます（タンパク質はいくつかの分離できる構成成分からなることがあり、そのひとつひとつのことをサブユニットとよびます。つまりタンパク質の一部分という意味です)。このタンパク質サブユニットを精製・処理することにより、ワクチンとします。B型肝炎や帯状疱疹のワクチンがこのタイプです。

この他に、最近、新型コロナで使われているメッセンジャーRNA(mRNA)ワクチンがありますが、これについてはQ37で説明しましょう。

Q36 ワクチンの副反応とは？

副反応の多くは自然免疫が刺激されたために起きる

ワクチン接種を受けると、しばしば局所の赤み、発熱、腫れ、全身性の発熱などが見られます。副反応です。これは、実は免疫学的なメカニズムによって（主に自然免疫が刺激されて）、炎症性サイトカインがたくさん作られるために起きるので、副次的なものとはいいがたく、「副作用」ではなくて「副反応」とよばれます。

副反応は起きてほしくない反応ですが、どうしてもある程度は起きてしまいます。一番よく見られるのは、接種した部位が赤くなり、腫れて、しこりができることや、全身性の発熱です。

いずれもワクチン接種に対応して起こった急性炎症反応の現れです。一過性で、通常、1～2日以内に治まりますが、解熱鎮痛剤を飲むと症状が軽くなり、早く治まります。

重篤な副反応とその出現頻度は？

一方、稀ではありますが、もっとずっと重い反応が見られることがあります。そのような重篤な（生命に関わるような）副反応が起きる率は、ワクチンごとに異なりますが、ワクチン全体では１００万件に１～10件程度の割合であるとされています。

アメリカの調査では、飛行機で死亡する確率は18万８３６４分の１ということですから、その５倍のおよそ１００万回乗ると５回死亡事故に遭遇する可能性があるということです。ワクチン接種による重篤な副反応の確率とよく似ていますね。つまり、ワクチンは決してゼロリスクではなく、一定程度のリスクがあるのですが、かなり小さなリスクです。

重篤な副反応には、アナフィラキシー、脳炎などがあります。少しその中身を紹介しましょう。まずアナフィラキシーです。急激に全身的に起こるアレルギー反応の一種です。ワクチン接種を受けたあとに、皮膚や粘膜が痒くなったり、息が苦しくなったり、吐き気がしたり、立ちくらみが起きたりします。

この状態がさらに進むと、血圧が下がり、意識障害が起こるようになり、この状態を「アナフィラキシーショック」といいます。これは、生命の危険を伴う緊急事態で、アドレナリンの筋肉注射がしばしば必要となります。医師による迅速な対応が必要です。

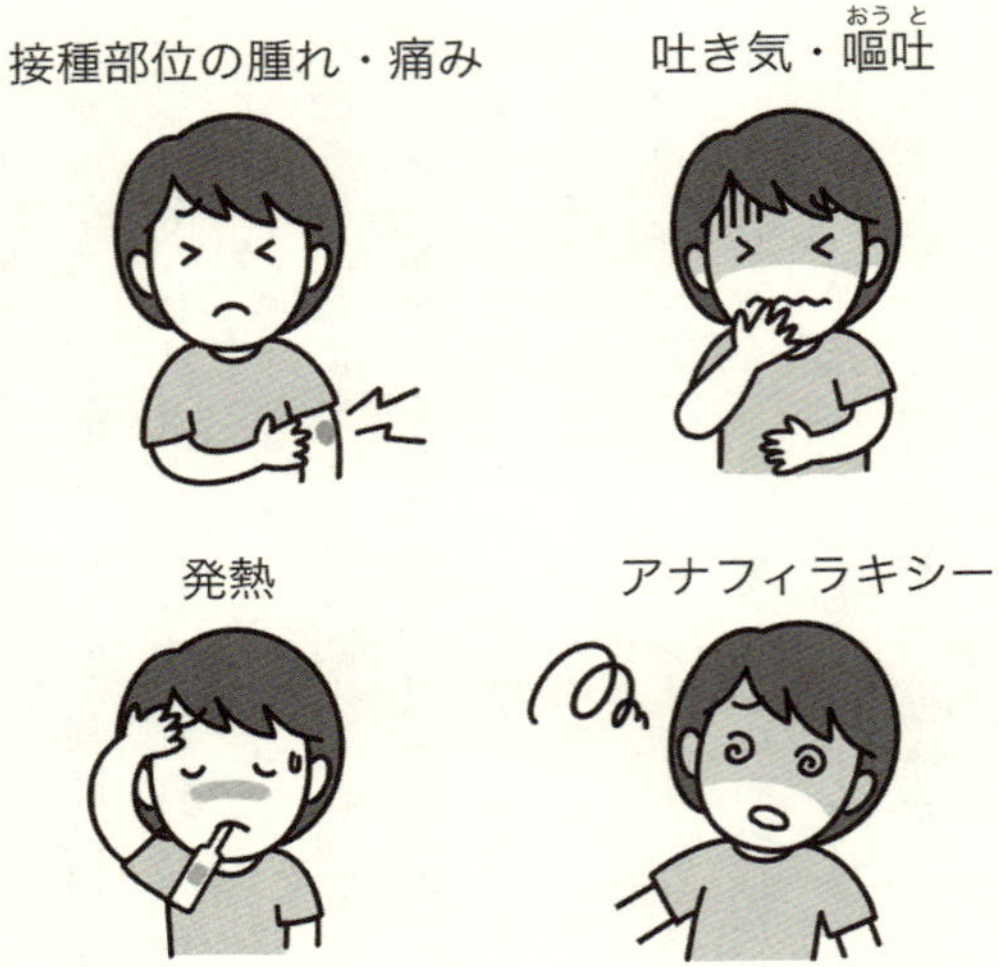

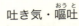

食物アレルギーや花粉症があるからといってアナフィラキシーを起こすわけではありません。ワクチン接種でアナフィラキシーを起こすのは特殊なアレルギー体質がある人の中のごく一部です。ただ、アナフィラキシーは生命の危険を伴うので、稀な事象ではあっても、注意して対処すべきです。必ず体調のいい時にワクチン接種を受けるのがいいでしょう。

ワクチン後の脳炎はきわめて稀で、その頻度は多くのワクチンでは100万人に1~2人ぐらい[*30]ですが、新型コロナワクチンではそれよりさらに少ないようです。

ワクチン後の脳炎の場合には、接種後数日から2週間ぐらいで発熱、頭痛、けいれんなどの障害が現れます。早めに治療することにより、多くの場合、後遺症を残さずに回復しますが、悪くすると、一部、運動障害などの後遺症が残ることがあります。

一方で、ワクチン接種以外にも、さまざまなウイルス感染症で脳炎が見られることがあります。インフルエンザや新型コロナがそうです。また、麻疹、みずぼうそう（水痘）、おたふく風邪などでも脳炎が見られることがあります。その頻度は、ワクチン接種の場合よりもかなり高いようです。

たとえば、新型コロナ感染後の脳炎の発症頻度は1000人に2人ぐらいと報告されています[*31]。となると、この判断は個人にもよりますが、私から見ると、感染力が高くて流行りやすい感染症の場合には、ワクチン接種をして感染しないようにする、あるいは重症化しないようにする、というチョイスのほうがいいように思います。

ウイルス感染による神経系後遺症の場合、回復がきわめて遅いか回復しないこともあるので、そのリスクはおかしたくないという考え方です。

Q37 DNAワクチン、メッセンジャーRNAワクチンとは？

ウイルスの遺伝子の一部を使って作られるワクチン

これまで説明してきたワクチンは、病原体の一部であるタンパク質などを投与して、からだに免疫を誘導しようとするものでした。

これに対して、最近、病原体の遺伝子の一部を投与するDNAワクチンやメッセンジャーRNA（mRNA）ワクチンの開発が進み、特に新型コロナ感染症ではこれらの遺伝子ワクチンが広く使われ、多くの人たちの命が救われました。

まずDNAワクチンから説明しましょう。

DNAワクチンは、病原体の特定の部分に対応する遺伝子（DNA）を、ウイルスベクターという遺伝子の「運び屋」に組み込んで、試験管内で大量に作らせます。それをヒトに投与（通常、筋肉注射）して、われわれのからだの中で病原体の遺伝子産物（タンパク質）を作らせ、これに対して免疫反応を起こそうとするものです。感染性に関わるウイルス部分は含めないので、ワクチン接種によって感染することはありません。

ＤＮＡワクチンは安価で簡単に作れるのですが、ふたつの問題があります。ひとつは、ウイルス遺伝子がヒトの細胞のゲノム（ＤＮＡ）に組み込まれる可能性がゼロではないことです。もうひとつは、接種を受けた人の体内でウイルスベクターに対する免疫反応が起こるので二度目以降のワクチン接種の効果が下がる可能性があることです。

新型コロナウイルスに対するＤＮＡワクチンとしては、イギリスでアデノウイルスベクターワクチンが開発され、ヨーロッパで広く使われました。当初は、感染予防効果、重症化予防効果ともに良い結果が得られていたのですが、あとで述べるメッセンジャーＲＮＡワクチンでさらにそれを上回る結果を得られたこともあり、現在ではほとんど使われなくなってしまいました。

次にメッセンジャーＲＮＡワクチンです。

現在、新型コロナ感染症に対して世界中で接種が進められているメッセンジャーＲＮＡワクチンは、生ワクチンや不活化ワクチンなどの従来型ワクチンとはまったく別のアプローチで製造された新しいタイプのワクチンです（メッセンジャーＲＮＡとは、ＤＮＡから転写された、タンパク質の配列情報をコードするＲＮＡのことです）。

メッセンジャーRNAワクチンは、ウイルス病原体丸ごとやその構成部品ではなく、ウイルス遺伝子の一部だけを含んでいます。獲得免疫の形成には、抗原となるウイルスタン

図表22 メッセンジャーRNAワクチンの仕組み

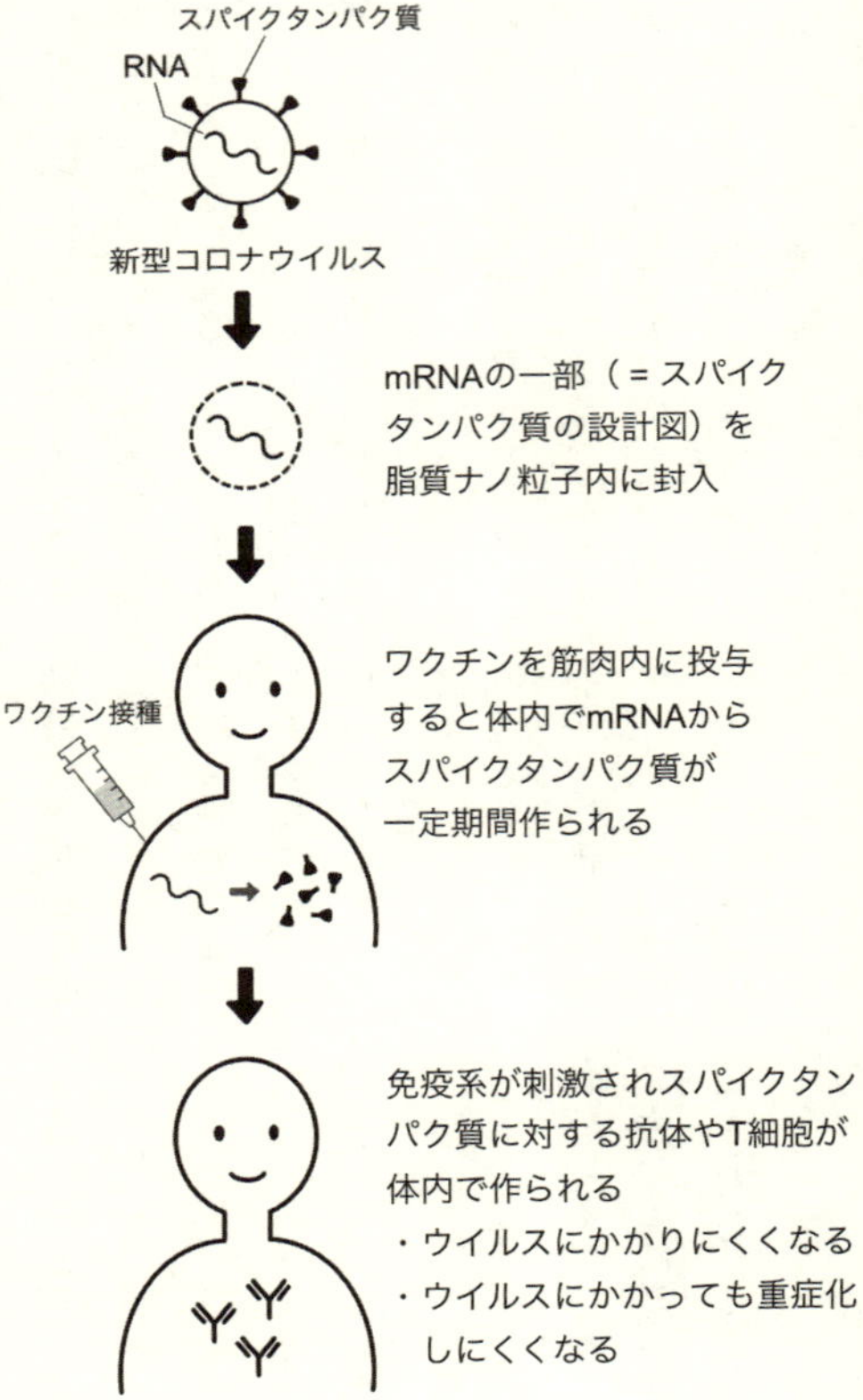
スパイクタンパク質
RNA
新型コロナウイルス
mRNAの一部（＝スパイクタンパク質の設計図）を
脂質ナノ粒子内に封入
ワクチン接種
ワクチンを筋肉内に投与すると体内でmRNAから
スパイクタンパク質が
一定期間作られる
免疫系が刺激されスパイクタンパク質に対する抗体やT細胞が
体内で作られる
・ウイルスにかかりにくくなる
・ウイルスにかかっても重症化しにくくなる

新型コロナの場合には免疫の持続期間が短いので、一定の間隔をおいて複数回のワクチン接種が必要。追加接種によりワクチンの効果がさらに強まる

パク質が必要ですが、メッセンジャーRNAワクチンはそのための遺伝情報だけを与えて、私たちの細胞にウイルスタンパク質を作り出させるものです。

要は、ヒトのタンパク質製造工場を拝借して、抗原としてウイルスのタンパク質を作ってもらおうという、かなり大胆な方法です（図表22）。

先に述べたように、DNAワクチンの場合、細胞のゲノムに病原体遺伝子の一部が組み込まれる可能性がゼロではありません。そこで、ゲノムに取り込まれないメッセンジャーRNAを使って、病原体構成成分の一部だけを個体の中で作らせ、それに対する免疫反応を誘導しようとしたわけです。

ただし、からだにはRNAを壊す分解酵素が豊富にあるので、ウイルス由来のメッセンジャーRNAが壊れないように脂質膜の袋に封じ込めて、それを通常、筋肉内に投与します。メッセンジャーRNAワクチンもDNAワクチンと同様に、いったん作り方が決まると、普通のワクチン（タンパク質を抗原としたもの）よりずっと迅速に作ることができます。ウイルスに変異が入ったとしても、変異が入っていない領域のRNAを使ってワクチンを作ることができます。

メッセンジャーRNAワクチンの開発は約20年前にさかのぼる

メッセンジャーRNAワクチンに関して懸念を抱く人たちからよく聞くのが、「このワクチンは開発されてからわずかの時間しか経っていない。何年か経ったらとんでもない副反応が出てくるかもしれないので、怖くて接種を受けられない」というものです。

しかし、メッセンジャーRNAワクチンの開発の歴史は約20年にわたります。

当初はがん治療の目的で開発され、その間、投与されたメッセンジャーRNAや生体内で作られたメッセンジャーRNAの産物（タンパク質）の残存度が動物実験で詳細に調べられ、どちらも一過性にしか生体内に残らないことがわかっています。

また、生殖細胞に取り込まれるようなことはなく、次世代に影響を与えないことが確認されています。妊娠に対する影響も胎児や新生児に対する影響も報告されていません。

そのようなことを総合的に考えると、メッセンジャーRNAワクチン接種によって将来予期せぬような問題が多くの人に発生することは、現時点ではきわめて考えにくいと思われます。それにウイルス遺伝子がゲノムに入り込むことを恐れるのであれば、ワクチン接種よりも、生きた新型コロナウイルスそのものが細胞内に入り込む「感染」を恐れるべきです。

スパイクタンパク質の遺伝情報しか持たないメッセンジャーRNAワクチンと違い、生きた新型コロナウイルスは感染して細胞内で増殖します。

嫌ワクチン派の人の中には、ウイルス遺伝子がゲノムへ混入することを恐れて、「ワクチン接種は避けて新型コロナウイルス感染によって免疫を獲得するほうがいい」などと言っているようですが、私に言わせれば、あえて感染するほうが健康が損なわれるリスクが高く、非論理的な行動です。

Q38 メッセンジャーRNAワクチンで感染者が増えるのか？

新型コロナワクチン接種者は未接種者に比べて、感染者、重症者の割合が減っている

嫌ワクチン派の人に言わせると「ワクチンを打つとかえって新型コロナにかかりやすくなる」とのことですが、果たしてそのようなエビデンスがあるのでしょうか。

過去にはワクチン接種でかえって感染を促進するような、いわゆる悪玉抗体ができた例が報告されています。たとえば、ネコ向けに作られたコロナウイルスワクチンや新型コロナウイルスの近縁であるSARS-CoV（重症急性呼吸器症候群ＳＡＲＳの原因ウイルス）のワクチン開発中に感染をかえって促進するような抗体ができて、抗体依存性感染増強（antibody-dependent enhancement of infection: ADE）という現象が観察されたことがあります。一度感染が起きて悪玉抗体ができたところに再び感染が起きて悪化したという例です。

ところが新型コロナウイルスに対するメッセンジャーＲＮＡワクチンでは、通常、中和抗体がたくさん作られ、これが優位に働くので、これまでにＡＤＥという現象は臨床的に報告されていません。

また、「メッセンジャーRNAワクチン接種をしたために免疫力が全体に低下した」ということを言う人がいます。しかし、これもまったくエビデンスがありません。ワクチン接種後では新型コロナウイルスに対する中和抗体やT細胞が血液中で増えて、新型コロナウイルスに対しては感染や重症化が起こりにくくなることが臨床的に確認されています。

特定の短い期間を見ると新型コロナワクチン接種回数の増加と新型コロナ感染者の増加が一緒に起きている時期がありますが、長い時間経過で見るとワクチン接種回数の推移と感染者数の推移はタイミング的に一致しません。

また一定の経過の中で人口当たりの比率で見ると、感染が多いのはワクチン未接種者であって、ワクチン接種者では未接種者よりも感染者、重症者の割合が減っています。

新型コロナ対策のために子どもの感染症が増えているが、ワクチンのせいではない

ただし、ひとつ気になるのは、最近、子どもたちの感染症が増えていることです。現在、この状況を説明するために、「免疫負債：immunity debt」という言葉が使われることがあります。

これは、新型コロナ流行のために感染症対策が強力に推し進められ、新型コロナ以外の感染症の発生も抑制され、結果として、特定の感染症に対して本来の年齢で免疫を獲得できなかった子どもたちが増えている、という状態のことを指します。このために子どもたちの間で特定の感染症が増えているというのです。

たとえば、RSウイルス感染、インフルエンザ、手足口病、ヘルパンギーナ、マイコプラズマ肺炎です。しかし、これはエイズで見られるような「免疫不全」(免疫全体が低下している状態)とはまったく異なります。すべての感染症に対する免疫が低下しているのではなく、出会うはずだったが出会わなかった感染症に対してのみ、免疫が低下している状態です。

つまり、特定の感染症に対してのみ免疫がない(あるいは不十分である)という状態です。言い換えると、しかるべき年齢、タイミングで「免疫」という「貯金」ができなかった子どもたちが増えているということです。決して一般的な免疫不全が起きているのではありません。

それに、免疫負債というと、われわれの免疫が負債(借金)を負っているかのように聞こえますが、しかるべき貯金ができなかったというだけです(その点では免疫負債という言葉は不適切だと私は思います）。ワクチンが直接の原因ではありません。

いずれにせよ、このような状態は一時的なことであり（といっても1、2年は続くでしょうが）、対策は、ごく普通の感染対策を着実にやっていくことです。具体的には、新型コロナが感染症分類の5類になったからといって油断はせずに、当分の間は、手洗いや室内換気、マスク着用、ワクチン接種などをやっていくことが大事です。

新型コロナワクチン接種で帯状疱疹患者は増えていない

最後にもうひとつ。新型コロナワクチン接種後に帯状疱疹の患者が増えているということを言う人がいますが、その後の大規模調査の結果、これは正しくないことがわかっています。

アメリカで2020年～21年にかけてワクチン接種を受けた約200万人（平均43・2歳、50・6％女性、65・9％白人、10・1％ヒスパニック、6.9％黒人、6.9％アジア系）について調査が行われました。その結果、「接種回数、年齢、免疫抑制剤服用の有無、接種ワクチンの種類にかかわらず、ワクチン接種により帯状疱疹の発症リスクは上昇してはいなかった」ということでした。*32

また、インフルエンザワクチン接種者と比べると、新型コロナワクチン接種者のほうがむしろ帯状疱疹発症リスクが低かったことがわかりました。これは「新型コロナワクチンではインフルエンザワクチン以上に帯状疱疹の発症リスクが上がることはない」ということを示しています。

過去に発表された論文を調べてみると、新型コロナワクチンでは発症リスクが増加していないという報告が少なくとも3つ、逆に増加したという報告がふたつあります。しかし、実際に見てみると、いずれも小規模調査の結果であり、今回のような大規模調査ではなく、多様な民族背景、持病背景を持つ集団を対象としたものでもありませんでした。

おそらく地域差、民族差などがある程度はあるのだと思いますが、今回の結果からは「新型コロナワクチン接種後の帯状疱疹発症リスクは増えていなかった」と結論できると思います。

Q39 メッセンジャーRNAワクチン接種で死者が増えたのか?

新型コロナワクチン接種で突然死が急増しているようなことはない

「新型コロナのメッセンジャーRNAワクチン接種で、かえって死者が増えた」と主張する人たちがいます。もちろん、ワクチンがゼロリスクでないことは確かであり、きわめて稀ではあるものの死者が出ていることも事実です。

一方で、ワクチン接種後の死亡症例の大半がいわゆる「紛れ込み現象」、すなわちワクチン接種とは独立して起きた現象である可能性もあります。これについて説明します。

世の中では毎日多くの人がワクチン接種とは無関係に突然死をしています（突然死とは事故や自殺などではなく、なんらかの病気によって、発症から24時間以内に死亡した場合を指します）。人口約1億3000万人（2021年時点）の日本では、新型コロナのワクチン接種が始まる前の時点で、年間約12万人もが突然死をしています。つまり1日に300人以上、1週間で2200人以上がなんらかの原因で突然死しているのです。

一方、2021年2月14日から12月6日までの295日間に約1億9000万回のワクチン接種が行われました。2回接種が1セットだったので、約9800万人がこの期間に接種を受けた計算になります。これは日本の総人口の75・4%に相当するので、単純計算をすると、295日間に突然死をするワクチン接種者の予測値は約7万3000人（12万人×0・754×295÷365）となります。

ところが、この期間にワクチン接種後に死亡したと報告されたのは1402例です。先ほどの予測値よりはずっと小さな数です。「ワクチン接種で突然死が大きく増えた」と言う人がいるのですが、前述の数字はとてもそのようなことを示唆してはいません。

中高年では、脳卒中や虚血性心疾患（心筋梗塞や狭心症）などで突然死することがあります。統計によると、ワクチン接種開始前の2019年に、脳出血で年間3万2776人、くも膜下出血で同1万1731人が死亡しています。単純計算で1日平均、脳出血は90人、くも膜下出血で32人がワクチンとは無関係に亡くなっていたことになります。この数字を見ると、ワクチンを打ったから脳出血を起こしたのではなく、たまたま脳出血を起こす人にワクチンを打ったケースが大半を占めている可能性が高いのかもしれません。

実際、新型コロナワクチンを接種したグループと一般人で出血性脳卒中（脳出血とくも膜下出血を含む）による死亡頻度を比較すると、ワクチン接種群で100万人当たり0・12件、一般人では0・97件でした。ということは、この数字を見る限り、ワクチン接種をした人のほうが出血性脳卒中になる頻度が低かったということになります。

ワクチン接種は新型コロナ死者数を大きく減らしていた

さらに、ワクチン接種をしたほうが接種しない場合に比べて、新型コロナ感染死者数が減ることは世界的にも明らかです。

図表23は、2023年5月にOur World in Dataというデータベースに出たものです。アメリカ、スイス、チリにおいて、人口10万人当たりの新型コロナ感染死者数をワクチン接種者と未接種者で比べています。

アメリカとスイスではメッセンジャーRNAワクチンが、チリでは中国製の不活化ワクチンが使われていました。これらのいずれの国でも接種者群は非接種者群に比べて新型コロナ死者数が大幅に少なく、しかもワクチン接種回数が増えるにつれて死者数が減っていました。このことからワクチン接種は、新型コロナ死者数を増やしていたのではなく、減らしていたことになります。

図表23 人口10万人当たりの各国の新型コロナ死者数

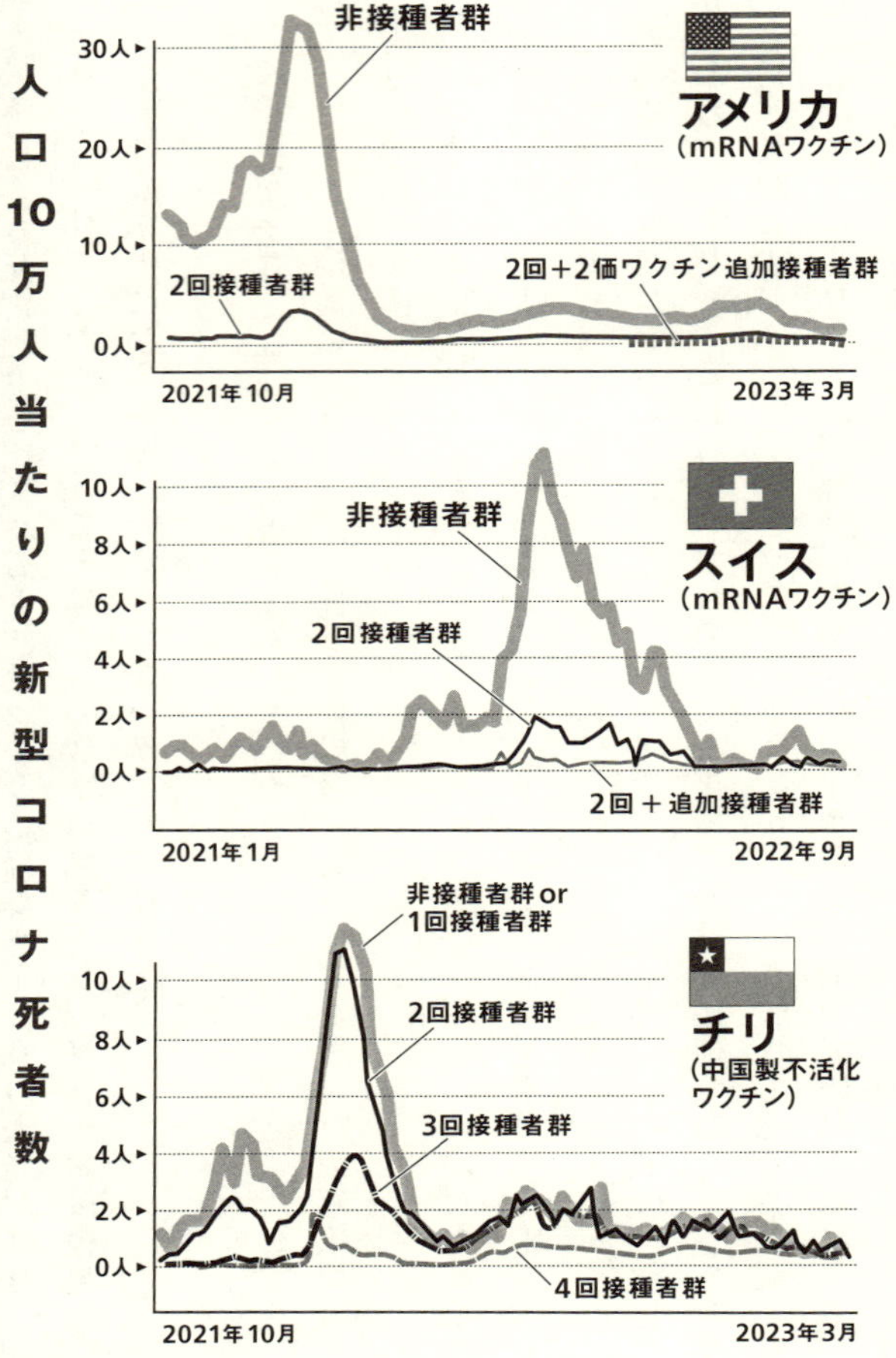

出所：Our World in Data

図表24 デルタ株とオミクロン株流行時における アメリカでの新型コロナ死者数

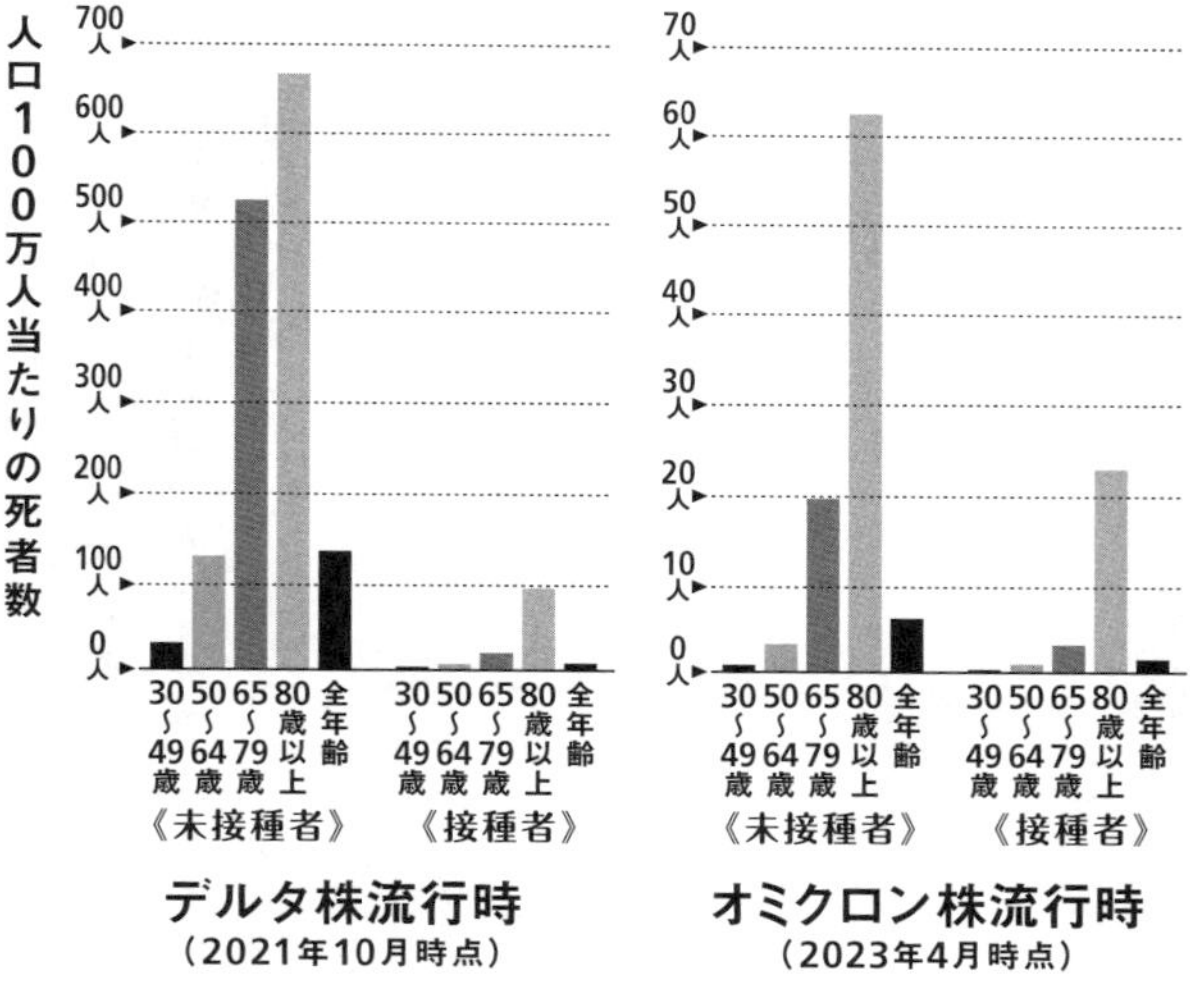

出所：Marks P & Califf R, *JAMA*, 331(4):283, 2024.

より最近のデータもこの結論を裏付けています。アメリカにおける調査結果です。[*33] **図表24**の左はデルタ株流行時、右はオミクロン株流行時における各年代別の新型コロナ致死率（人口100万人当たりの死者数）を、ワクチン未接種者と接種者の間で比較しています。

よく見ると、右のグラフの縦軸は左よりも10倍小さくなっていることから、デルタ株流行時と比べてオミクロン株流行時では新型コロナ感染による致死率が約10倍下がっていたことがわかります。しかし、どちらの時点でも共通しているのは、ワクチン接種者群はワクチン未接種者群に比べて新型コロナ致死率が数倍低かったということです。

このように対照群をしっかり立てて実際のデータを科学的に比較検討すると、新型コロナワクチンが死亡リスクを軽減させていることがはっきりと見えてきます。単に接種を受けた群だけ見ていると、「接種回数が増えると死者が増えている、これはけしからん」となる可能性があるのですが、接種群を非接種群と直接比べてみると大きく死者数が抑えられていたことがわかります。

以上から、「ワクチン接種のためにかえって新型コロナ死者数が増えている」とはいえないことがわかります。

Q40 ウイルスが変異するとなぜワクチンの効果が下がるのか？

ワクチンの有効率とは？

この問いに答える前に、ワクチンの効き目の客観的指標となるのがワクチン有効率なので、まずワクチンの有効率とは何かについて説明しましょう。

ワクチン有効率とはなかなかわかりにくい用語で、新聞やテレビの大手マスコミですら間違った報道をしばしばしています。このために、一般的にも間違って理解されていることが多いのが実情です。よくあるのは、たとえば有効率90％というのを「100人にワクチンを打ったら90人に効果があった」と解釈する人が多いことです。でもそれは間違いです。正しくは、ワクチン有効率は次の式で計算されます。

ワクチン有効率＝（1－接種者罹患率／非接種者罹患率）×100

でもこれだとちょっとわかりにくいでしょうから、例を挙げて説明しましょう。たとえば一定期間において新型コロナワクチンを接種した人（接種者）１００人と接種しなかった人（非接種者）１００人の感染状況を比べたとします。

もし、ワクチンを打たずに新型コロナにかかった人が10人いたとすると、非接種者の罹患率は10％です。一方、ワクチン接種者１００人中で新型コロナにかかった人がひとりだったとすると、接種者の罹患率は１％となります。これを上の計算式にあてはめると、ワクチン有効率＝（１－１／10）×１００＝90％となります。

つまり、ワクチン接種により感染者が10人からひとりに減ったということであり、だから有効率が90％ということなのです。一方、非接種者の罹患率が10％ということは、ワクチンを打たなくても新型コロナにかからなかった人が１００人中90人もいたということになります。

よく「ワクチンなんか打たなくても感染しなかった。ワクチンは関係ない」と言う人がいますが、その時の感染率次第ではたとえワクチンを打たなくても一定期間であれば感染しないということが十分にありうるのです。しかし、これはその時の確率の問題であって、ワクチンの効果とは関係ないことです。

ワクチン有効率とは、ワクチンを打ったらどのぐらい感染者が減ったのかという点がポイントになるのですが、ワクチン接種を受けたくない人たちは「ワクチンを打たなくても大丈夫」というほうに話をもっていくので、話がかみ合いません。

一般にRNAウイルスはどんどん変異をしていく

さて、新型コロナウイルスでは変異がどんどん進んでいて、このためにワクチン有効率が下がってきていますが、なぜでしょうか？　それはこのウイルスがRNAウイルスだからです。同じRNAウイルスであるインフルエンザウイルスも速い速度で変異をします。それがこのタイプのウイルスの特徴なのです。

まず、ウイルス粒子の表面には「異物性」を示す種々の目印があります。われわれはこの目印を見てウイルスを排除しようとします。強い目印、弱い目印ともに何種類もあります。ウイルスが体内に侵入すると、強い目印に対してはすぐに中和抗体ができます。一方、弱い目印に対してはウイルスが何度も侵入してこないと（あるいは何度もワクチン接種をしないと）中和抗体ができません。

一番初めに出現した武漢(ぶかん)株ウイルスには、強い目印と弱い目印の両方がありましたが、

図表25 新型コロナウイルスの「強い目印」と「弱い目印」

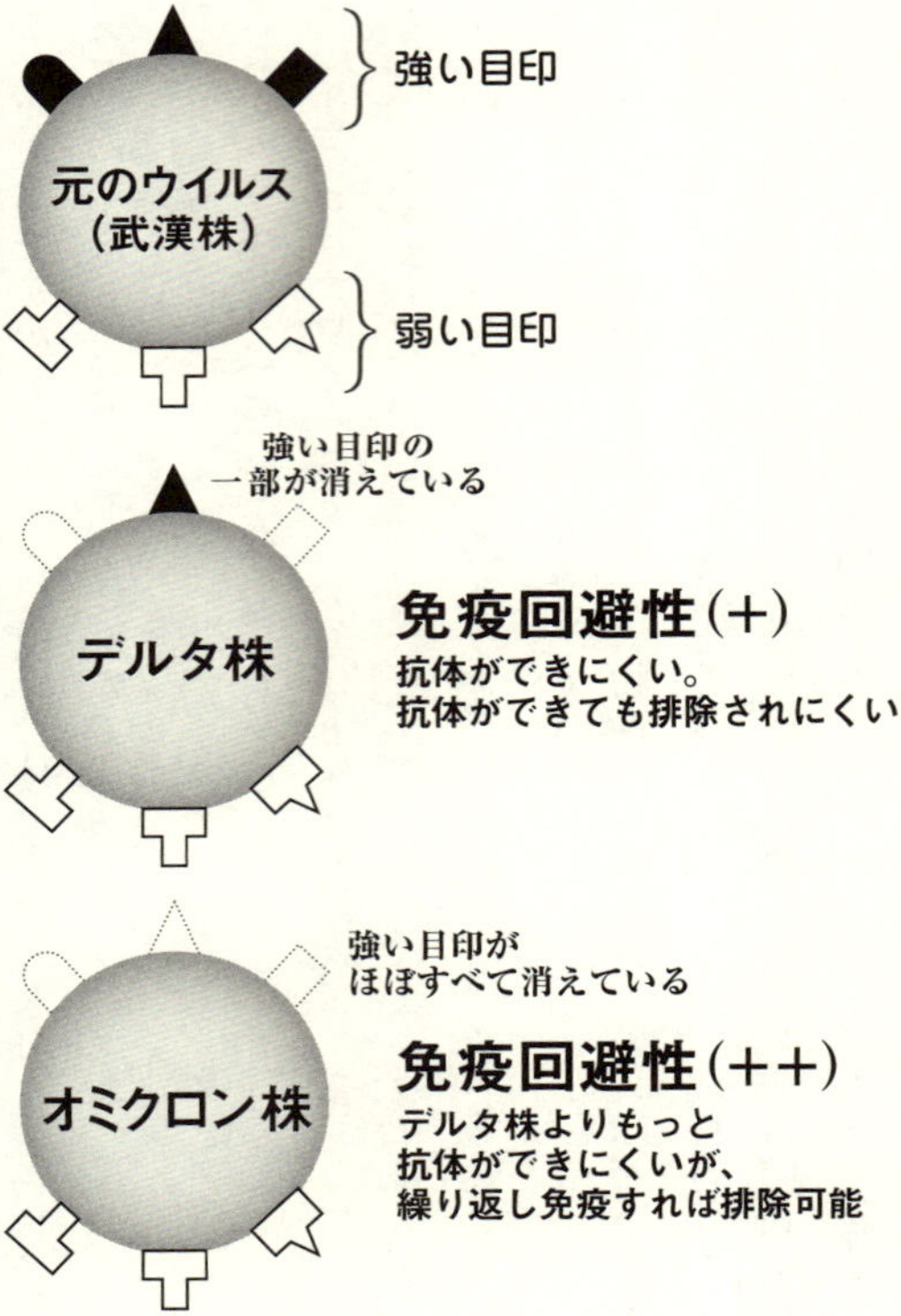

- 強い目印には抗体ができやすい
- 弱い目印には繰り返し免疫しないと抗体ができない

変異株は、免疫との戦いの中で、
強い目印を失うことによって生き延びやすくなる

武漢株ウイルスはおそらく免疫との戦いの中で強い目印を少しずつ失う（変異をする）ことによって免疫を回避して生き延び、この過程を繰り返すことによって、次々に新しい変異株を生み出してきたのだと思われます（図表25）。

また先に述べたように、新型コロナウイルスはRNAウイルスなのでそもそも変異の頻度が高く、多くの人に感染し、多くの人がワクチン接種をしたために、ウイルスが自己保存をする（生き残る）には強い目印を失って免疫による攻撃を回避する（すなわち、大きく変異する）よりほかはなかったのでしょう。

その結果できたデルタ株では、強い目印をかなり失っていたために、武漢株よりも抗体ができにくくなり、また抗体が効きにくくなっていました（抗体が働くはずの強い目印が減っていたので中和されにくくなっていたのです）。このためにデルタ株は感染性が高く、急激に感染が広がり、多くの重症者、死者が出ました。

さらに、このあとに出てきたオミクロン株では、強い目印がもっと減っていたので、以前よりもずっと抗体ができにくくなっていて、抗体も働きにくくなっていました。つまり、以前よりもさらに免疫回避性が強い変異株ができていたのです。免疫回避性を持つ変異株というのは、このようなプロセスを経て順次出てくると考えられています。

註：このような変異株はどこで作られるのでしょうか？　一番考えやすいのは、免疫力が落ちている人たちの体内です。これらの人たちではウイルスを排除する能力が下がっているので、感染すると長期にウイルスが増殖してしまうことがあります。そうすると、ウイルスの変異は増殖する際に起きるので、ウイルスが増えやすい人の中では変異を起こしやすくなります。実際、免疫力が落ちている人の中で経時的にウイルス変異を観察した臨床報告がいくつかあり、時間経過とともに次々と新しい変異が生まれてくることが観察されています。

ワクチンの追加接種をすると変異株に対しても効果が見られる

このようにして生まれてきた変異株には、当然のことですが、ワクチンが効きにくくなっていて、ワクチン有効率が下がっていました。ただし、弱い目印のほうは失っていないので、このような変異株でも何度かワクチン接種をすれば排除できる可能性があるのです。

特に、新型コロナウイルスのように変異を重ねるウイルスでは、２回だけの接種ではワクチン効果が十分に出ず、当初ワクチン接種で得られた抵抗性を維持するためには、追加接種をして、弱い目印に対して免疫が起きるようにしておく必要があります。

なお、この目印は、話を簡単にするために、抗体を作る目印、あるいは抗体が働く目印としてきましたが、これらの目印はタンパク質の一部に存在するものなので、T細胞の目印として働く可能性もあります。

T細胞の場合は、強い目印も弱い目印もあまり区別なく反応するので、結果として、T細胞は変異株に対してもそれなりにしっかりと働くことができます。ただし、前に説明したようにT細胞が増えるのには時間がかかる（1回分裂するのに20時間ぐらいかかる）ので、ウイルスが侵入してからすぐに働くことはできず、このために軽い感染は起きてしまうものの、その後、時間とともにT細胞が一定レベル以上に増えた時にはウイルス感染細胞を排除して、重症化を防いでくれます。

したがって、ウイルスに対するT細胞、B細胞を十分に持っている人であれば、たとえ変異株による感染が起きても、稀にしか重症化しません。一方、T細胞やB細胞の機能が落ちている高齢者や持病を有する人たちでは、ウイルス排除が遅れて、重症化しやすくなります。

Q41 ワクチンを何度も打つと免疫が落ちるのか？

ワクチン接種を繰り返しても免疫系は疲弊しない

現在使われている新型コロナワクチンはその効果が長く持続しないので、感染を防ぐためには何度か接種しないといけません。でも、これはワクチンが悪いのではなくて、新型コロナウイルスが持続的な免疫をもたらす性質を持たないためです。

つまり、これは病原体のせいなのです。一方、嫌ワクチン派の人たちが「同じワクチンを何度も接種すると、免疫系が疲弊して免疫力がかえって低下する」などと言っていますが、実際はそんなことはありません。たとえば、インフルエンザワクチンを毎年打ったからといって接種を受けた人の反応性が低下するようなことは起きていません。それに、免疫系細胞のひとつの特徴は何度も同じ抗原に反応できることです。

それを見事に示す論文がアメリカ・ミネソタ大学の研究グループから報告されています。[*34]

彼らは、あるウイルス由来のタンパク質でマウスを一定期間に3回免疫をして、増えた特異的T細胞（その抗原だけに反応するT細胞）をマウスから単離し、それを次のマウスに移植し、さらにそのマウスで同じ処置（一定期間に3回免疫）を繰り返してから再び特異的T細胞を集めて次のマウスに移植する、という作業を何度も何度も繰り返しました。

もし、T細胞が何度も同じ抗原で刺激されるうちに疲弊するのであれば、このような過程を繰り返すうちにT細胞が増えなくなってしまうはずです。しかし、驚いたことに、この処置をなんと10年間繰り返しても、回収されてくるT細胞は元とほぼ同じ増殖能力を持っていて、次のマウスの中で再び抗原に出会うと見事に反応しました。

マウスの寿命は3年足らずですから、人工的ではあるものの個体の寿命の3倍以上もT細胞が長生きしたことになります。そして、この10年の間に元のT細胞は10の40乗倍まで増えましたが、正常に反応し、がんになることもありませんでした。

つまり、T細胞は、しかるべき環境でしかるべき間隔を空けてしかるべき抗原に出会っていれば、何度刺激されても、何年経っても、反応能力を失わないということを意味しています。これは実はB細胞でも同様です。しかるべき時間間隔で刺激している限りは、B細胞は何度も同じ抗原に反応することができます。そしてB細胞は抗原に反応しながら少しずつ変異をしていきます。B細胞は体細胞の中でもっとも遺伝子変異を起こしやすい細胞なのです。変異の仕方はランダムです。その抗原に対してより強く反応するB細胞ができる一方、反応能力が低いものもできます。前より反応性の強いB細胞の場合には、再度同じ抗原に出会うと、元のB細胞より増殖し、数が増えます。一方、前より反応性が弱いB細胞は、同じ抗原に出会っても、反応が弱いのであまり増殖しません。このために、時間が経つにつれて、反応性の強いB細胞が選ばれていくことになります。

ということは、ワクチンの場合には、接種のたびに、以前よりは強いB細胞が選ばれていきます。つまり「正の選択」が起きるのです。弱い細胞が選ばれるのではありません。選ばれた強い細胞は元のウイルス株に対してだけでなく、変異株に対する反応性も次第に獲得するようになります。つまり、ワクチン接種を繰り返すうちに変異ウイルスに対するB細胞も増え、結果として変異ウイルスをやっつける抗体ができてくるのです。

最近、ドイツでおそらく心理的理由からだと考えられていますが、新型コロナワクチン接種をひとりで100回以上も受けてしまった人がいました。調べてみると、体内の新型コロナウイルスに対する抗体量は大きく増えていましたが、他に何も異常は認められませんでした。[*35] 以上のことから、同じワクチンを何度も接種すると免疫力が落ちるなどというのは単なる妄想といっていいでしょう。

日本のデータはどうか？

新型コロナワクチンの場合、日本で公表されているデータを見ても、ワクチン接種の回数が増えたから新型コロナ感染者や死者が増えていることはありません。逆に感染者も死者も減っています。具体的に示すと、以下のようです。

まず、感染率に関しては、２０２３年の２月に厚労省が全国調査をしてワクチン接種回数ごとのデータを出しています（感染率はＮ抗体陽性率と診断歴陽性率から割り出したものです）。また、死亡率に関しては、２０２３年の１月に神奈川県がワクチン接種回数と感染者死亡率に関するデータを出しています。この両方のデータを並べたのが**図表26**です。図の上側は厚労省調査の結果で、ワクチン接種回数ごとの感染リスクを示すもの、下側は神奈川県のデータで、ワクチン接種回数ごとの65歳以上の人での死亡リスクを示すものです。結果は明らかで、ワクチン接種回数が増えるにつれて感染リスクも高齢者の死亡リスクも下がっていました。

ただし、注意しないといけないのは、ワクチン接種回数の多い人ほど感染対策をよくしている、あるいは健康により注意をしていてその結果健康レベルが高い、そのため感染率も死亡率も低くなっているという可能性は否定できません。

図表26 **ワクチン接種回数が増えると感染リスクも死亡リスクも下がる**

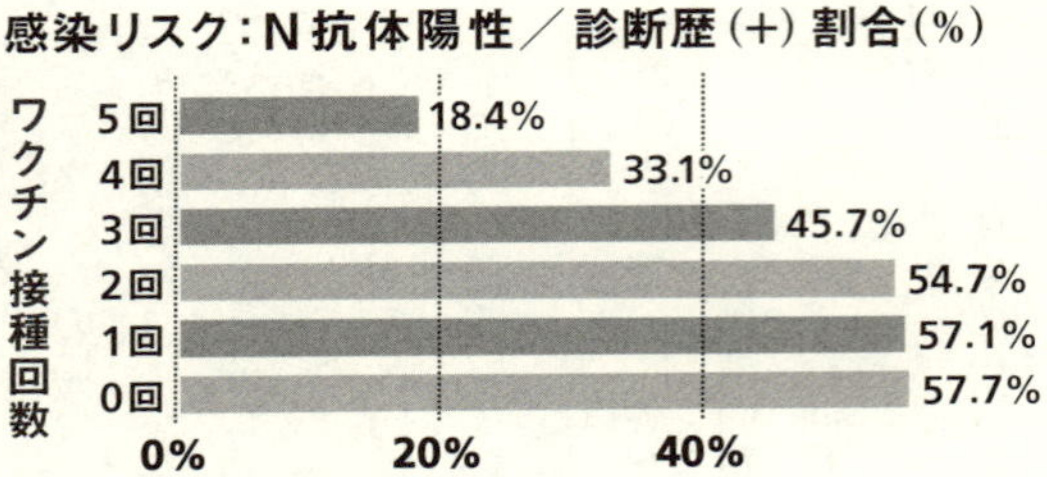

出所：厚生労働省血清疫学 第6回調査（2023年2月）より

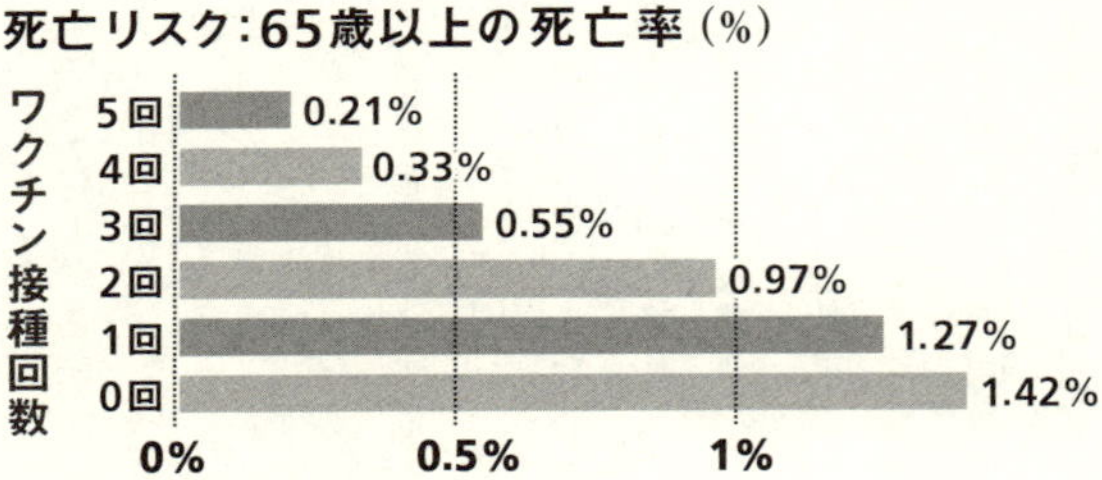

出所：神奈川県・調査結果（2023年1月9日）より

しかし、数字を見たら一目瞭然ですが、ワクチン接種回数が増えたら感染リスクが上がったとか、死亡リスクが上がったとかいうことはまったくありませんでした。むしろ、接種回数が増えるにつれて、感染リスクも死亡リスクも明らかに下がっていたと判断できると思います。

Q42 新型コロナウイルスは皆が感染（あるいはワクチン接種）したら集団免疫ができるのか？

集団免疫とは？

麻疹やおたふく風邪のような免疫が長続きする病気では、感染のみならずワクチン接種でも免疫が長続きするので、ワクチン接種者が増えると、コミュニティの中で感染しない人の数が増え、その感染症に対する接触の機会が減ります。

したがって、そのコミュニティにいる人たち全体がその感染症にかかりにくくなります。すなわち、これらの病気ではワクチン接種により、「個人」が守られるだけでなく、「集団」も守られるようになるのです。この現象のことを「集団免疫」といいます。

ところが、新型コロナ感染症やインフルエンザのような感染やワクチン接種で短い免疫しかつかない病気では、集団免疫はきわめてできにくいのです。なぜかというと、免疫自体の持続が短く、感染によってできた免疫もワクチン接種でできた免疫もどちらも半年ぐらいで下がってくるためで、社会の中に恒常的な免疫ができません。

このために、新型コロナでは二度も三度もかかる人が実際にいるのです。これは、麻疹やおたふく風邪では絶対に見られないことです。

海外の例を見てみましょう。ロンドンやニューデリーでは、一時期、新型コロナ感染が大流行したために社会全体の抗体陽性率が90%を超えました。しかし、その後も新しい変異株が出るたびに感染者が増えています。

つまり、社会の大半が感染経験者となったとしても、新しい変異株が生まれて世の中のウイルス量が増えると、再び感染者が増えてくるのです。新型コロナウイルスの場合、自然に起きる感染では変異株の発生を防ぐほどの恒常的で強い免疫は社会の中にできないのです。

この点、ワクチンは追加接種が可能であり、接種を繰り返すことによってある程度は変異株に対する免疫ができるので、個人レベルでは接種を重ねていくことによって感染防御をすることが可能です。

一方、ワクチン接種をせずに自然に感染することだけに依存した場合には、免疫は一定期間しか続かず、しかも後遺症や重症化というリスクがあります。

新型コロナウイルスに感染するのは得策ではない

以上のことから、新型コロナウイルスに対しては、ワクチン接種や感染によって社会全体を守るような集団免疫を得ようとするのにはリスクがあり、無理があります。

Q9で述べたように、そもそも集団免疫とは、麻疹やおたふく風邪のように、感染した人にもう二度と感染しないような長い免疫がつく病気でのみ、うまく成立する現象です。その場合には、感染する人が増えれば増えるほど社会では感染しにくい状況が生まれ、やがて感染経験者の割合が一定を超えると、社会全体が長期的にその病原体に対して抵抗性を持つようになります。これが古典的な意味（免疫学の教科書に書かれているような意味）での集団免疫です。

しかし、新型コロナやインフルエンザの場合には、そもそも免疫の持続が短いので、一定の期間であれば感染やワクチン接種によって社会の中に「かかりにくさ」（抵抗性）程度のものはできてくるのですが、それは一時的なことであって、次の流行が来ると、再び感染する人が必ず出てくることになります。

ところが、そのことが十分に理解されていなかったために、イギリスをはじめとするヨーロッパ諸国では初期の段階で「感染者が増えたら集団免疫ができるはず」と誤解をして感染をあまり防ごうとせず、結局、多数の高齢者が亡くなったという事実があります。繰り返しになりますが、新型コロナ感染症で集団免疫によって社会から感染を守ろうとするのはリスクが大きすぎます。それよりも感染対策をしっかりして、かからない努力をするほうが長い目で見て有利です。

Q43 新型コロナウイルスの次世代ワクチンとはどんなもの?

もっと効果の高いワクチンは作れるのか?

現在使われているメッセンジャーRNAワクチンは、主要成分であるメッセンジャーRNAが壊れやすいために脂質ナノ粒子(LNP:lipid nanoparticle)の中に封入されています。一方、ナノ粒子の外側の脂質成分には自然免疫を活性化して炎症性サイトカインを作らせる性質があります。

炎症性サイトカインは、獲得免疫に働いて円滑な免疫反応を起こすためにきわめて有用なものなのですが、作られすぎると、局所に炎症を起こして発熱や赤み、腫れ、痛みなどをもたらします。特に自然免疫の働きのいい若い人たちではこのような副反応が強く出る傾向があり、このためにメッセンジャーRNAワクチンでは接種を嫌がる人がしばしば出てきます。

この問題を克服するためには、ひとつには現在使われている脂質成分の改良が必要だと思われます。あるいはLNPを使わない形のワクチン開発も進められています。

先に述べたように（Q37、Q40）、現在使われているメッセンジャーRNAワクチンは新型コロナウイルスのスパイクタンパク質を抗原として使っています。しかし、この部分は非常に変異が速いために、変異株の出現とともにワクチンの効き目がどうしても下がっていく傾向があります。

一方、スパイクタンパク質には変異がほとんど入らない部分も存在し、その中にはウイルスの細胞内侵入（感染）に関わる部分が含まれていることがあります。もしこのような部分の機能を中和する抗体を作ることができれば、理屈からすると、その抗体はどの変異株にも結合してウイルスの感染性を中和できる可能性があります。いわゆる「ユニバーサル中和抗体」が得られる可能性があります。

ということは、感染者あるいは感染回復者からこのような広く反応する中和抗体を作るB細胞を単離して、試験管内でモノクローナル抗体を作らせることができるはずです。その抗体を医薬化して大量生産すれば、どの変異株に対しても感染予防薬かつ重症化予防薬として大きな効果を発揮することとなります。

実際、中国の研究グループが最近、新型コロナウイルス（SARS-CoV-2）と近縁のSAR

Sウイルス（SARS-CoV）に感染して回復した人から、このような広い反応性を持つ中和抗体が得られたことを報告しています。[*36]

興味深いことに、この抗体は元のSARSウイルスのスパイクタンパク質だけでなく新型コロナウイルス・オミクロン株のスパイクタンパク質にも結合し、オミクロン株の感染性を中和する能力を持っていました。

ただし、このような抗体は、通常は感染者の体内では簡単には見つからないので、おそらく普通の感染では少量しかできていないはずです。もしそうであれば、この抗体が認識している部分を抗原としてワクチンを作っても、（この部分の抗原性があまり高くないために）いい抗体があまりできないことが予想され、有効なワクチンとならない可能性があります。

一方、感染者の体内で増殖しているB細胞の中には少数ながらこのようなユニバーサル中和抗体を作るクローンが存在しているはずなので、個々のB細胞を単離して試験管内で増やせば、その中にはユニバーサル中和抗体を作るクローンが見つかってくるはずです。

このような細胞が得られれば、ユニバーサルな中和能を持つモノクローナル抗体が得られることになります。ユニバーサル抗体は、新型コロナウイルスのみならず、よく似た同族のコロナウイルスに対する有効な感染予防薬、重症化予防薬として有用であり、非常に高い医学的な価値があるはずです。

レプリコンワクチンとは？

もうひとつ新しい試みとして行われているのが「レプリコンワクチン」です。新型コロナメッセンジャーRNAワクチンのひとつの問題は、できた中和抗体が半年ぐらいの間に大きく減ってきてしまうことです。

これは、新型コロナウイルス自体が長い免疫を付与しない性質を持っていることが一番の原因ですが、ワクチン成分として使っているメッセンジャーRNAがからだの中で壊されて一定期間しか働かない、つまり体内で一定期間しか抗原となるスパイクタンパク質が作られない、ということも一部関係しているようです。

このことから、ワクチン抗原を体内で長く持続させる試みが行われていて、そのひとつとしてレプリコンワクチンが開発されています。レプリコンとは、自己再生できるけれどもウイルス粒子は作ることができないウイルスゲノムのことです。

元のウイルスゲノムからウイルス粒子形成に必要な遺伝子を人工的に除去することによって作製するので、レプリコンは感染性のウイルス粒子を作ることができません。しかし、自己再生はできることから、細胞内に導入されるとウイルスゲノムが増幅され、その産物も作られます。この技術をメッセンジャーRNAワクチンに応用したものが新型コロナウイルスのレプリコンワクチンです。2024年10月に開始の新型コロナワクチンの定期接種に含まれています（24年8月30日時点）。

具体的には、新型コロナウイルス以外の別のウイルスを使ってあらかじめ自己増幅可能なレプリコンを作っておき、この中に新型コロナウイルスのスパイクタンパク質の設計図であるメッセンジャーRNAを封入し、体内に投与するというものです。

いわば自己増殖型のワクチンであり、これまでのワクチンよりも少量の投与で済むので副反応が少ない可能性があり、しかもより長い免疫持続が期待できるかもしれないというものです。ただし、少し心配なのは、投与したRNAの自己増殖可能期間がどのぐらいなのかということです。

つまり、目的とするメッセンジャーRNAが体内で長期に作られて、その産物が過剰にできてしまわないかというのが懸念される点ですが、臨床試験の結果では、レプリコンワクチンの安全性や有効性には特に問題が見られていません。今後さらにデータが出てくるものと思われます。

私個人としては、新型コロナワクチンが長い免疫を付与できないのは病原体自体の性質によるものであると考えています。とすればワクチンに少々の改良を加えたとしても、長い免疫を付与できるものは容易にはできてこないのではないでしょうか。果たしてレプリコンワクチンが次世代メッセンジャーRNAワクチンとなるかについての判断にはもう少し時間が必要です。

註：レプリコンワクチンの使用には、はなから反対している人たちがいます。彼らに言わせると、「レプリコンワクチンを接種すると、RNAを含むエクソソームとよばれる小胞ができて、呼気、母乳、唾液、精液、汗などから体外に排出されうる。メッセンジャーRNAワクチンの接種者から非接種者がさまざまな影響を受けるシェディングとよばれる現象が知られている。レプリコンワクチンは、『シェディングを介して感染拡大する最小単位の人工ウイルス』と考えられる」とのことです。

しかしながら、すでに説明したように、そもそもレプリコンがヒトに感染して広がることはありません。また、RNAを含むエクソソームという小胞は、細胞から放出されることはあるのですが、ワクチン由来のメッセンジャーRNAがワクチン接種者のからだから放出される（彼らがシェディングとよぶ現象）ようなことは起こらず、たとえ百歩譲ってそのようなことが起きたとしても、ＲＮＡが他人の体内に入り込んで増えるという現象は科学的には起こり得ません。

メッセンジャーＲＮＡ自体は体内で分解されて一定期間しか機能しないはずです。またメッセンジャーＲＮＡの産物であるスパイクタンパク質は、一定期間作られた後にその分解産物が抗原として免疫組織内でしばらくの間保持されて免疫細胞を刺激し続けますが、これは免疫反応を持続させるだけであって、特に有害な反応をもたらすものではありません（他のウイルスでも、抗原はこのような形で免疫組織内で一定期間保持されます）。筆者から見ると、レプリコンやメッセンジャーＲＮＡワクチンの原理や働き方を正しく理解していないコメント、意見であると思われます。

Q44　老化を止めるワクチンはあるのか？

老化細胞を除去するワクチン

最近、マスコミでアンチ・エイジングという言葉が飛び交っています。アンチ・エイジングとは、直訳すると抗加齢、すなわち、人工的に加齢現象を止めることであり、抗老化ということになります。

年を取っても若々しくいたいというのは多くの人たちの共通の願いなので、アンチ・エイジングに役立つサプリメントや方法が開発されたという話が出てくると、一躍、大きな注目を浴びることになります。でも実際のところはどうなのでしょうか？

Q31で触れたように、加齢とともに細胞が老化すると、種々の老化関連因子（SASP因子）が作られるようになり、そのひとつに炎症性サイトカインがあります。

炎症性サイトカインはSASP因子を作る老化細胞自身を刺激して細胞老化をいっそう進めるとともに、マクロファージをはじめとする免疫細胞をよび寄せ、慢性的な炎症状態を作り出します。つまり老化細胞が存在すると周囲の細胞にも悪影響を及ぼし、それが老化という現象をさらに進めている可能性があります。

このことから、最近、免疫の力を利用して老化細胞だけをからだから除去する試みが進められています。そのひとつが順天堂大学循環器内科の南野徹（みなみのとおる）教授のグループによる老化細胞を除去するワクチンの開発です。[*37]

彼らは老化という現象が血管を中心に進むことから、特に血管内皮細胞で増えている分子を「治療標的候補」として探したところ、GPNMBという細胞膜表面に存在するタンパク質を見つけました。

この分子は、ヒトの高齢者だけでなく、高齢マウスや動脈硬化モデルマウス（実験的に動脈硬化を起きやすくしたマウス：ヒトの動脈硬化の実験モデルとして使われる）の血管や内臓脂肪組織でも発現が増えていました。

そこで、GPNMB陽性細胞が老化細胞であると考え、それを選択的に除去する目的で抗GPNMBワクチンを作り、肥満食を与えた状態のマウスに接種しました。すると、肥満状態とともに内臓脂肪に出現するはずのGPNMBの発現が大きく減少し、同時に動脈硬化巣（そう）（動脈の壁が厚くなって固くなった部分）が対照群と比べて縮小し、全身的には糖代謝異常まで改善する傾向が見られました。

これらの結果は、ワクチン接種によってＧＰＮＭＢ陽性細胞が減って抗老化に働いたためと解釈できないこともないのですが、難しいのは、ＧＰＮＭＢが血管内皮細胞だけでなくマクロファージのような免疫細胞の一部にも発現していることです。また、ＧＰＮＭＢ分子は細胞膜表面だけでなく血液中にも可溶型分子として存在しています。

となると、ワクチン接種によって本当に老化細胞だけが除去されたのか、それともマクロファージのような慢性炎症に関与する細胞も一緒に減ったために肥満食によって誘導される血管や内臓脂肪での慢性炎症が軽減されたのか、はたまた、血液中の機能不明分子である可溶型ＧＰＮＭＢの働きが阻害されたためなのか、区別がつきません。

また、細胞膜表面に発現するタンパク質に対する抗体を作るということは自己に対する抗体を作ることであり、免疫学的には自己免疫寛容現象が存在することから（Ｑ19、Ｑ25参照）、生体内で高い反応性を持つ抗体を作ることは普通は難しいはずです。

本当にワクチン接種でできた抗体が期待通りに個体の中で老化細胞だけに対して働いていたのかは推測の域を出ません（たとえばＧＰＮＭＢ以外のよく似た分子に反応していた可能性も否定できません）。現状ではＧＰＮＭＢの生理的な役割が不明であり（老化以外に役割を持っているのかもしれず）、たまたま抗GPNMBワクチンが生体内でその役割をやめたということによるものであったかもしれません。

以上のことから、現状では抗GPNMBワクチンが老化細胞を除去して老化を止めたという結論を下すのは困難であると思われます。

また、自己免疫を誘導することによって老化細胞を除去しようというアプローチは実験的には面白いのですが、ヒトの自己免疫疾患の例で見られるように、いったん自己免疫が起きてしまうとそれを制御すること（病的なレベルにならないように抑えること）は臨床的には容易ではありません。したがって、健康リスクがあるアプローチでもあります。

老化細胞ができることには意味がある？

これに関連してひとつ注意すべきことがあります。老化研究では、老化細胞が悪者として考えられていることがほとんどです。しかし、老化細胞は本当に悪者としてだけ機能しているのでしょうか。

老化細胞は加齢とともに誰にでも出現してくることから、もしかすると老化細胞にもなんらかの生理的な役割があるのかもしれません。

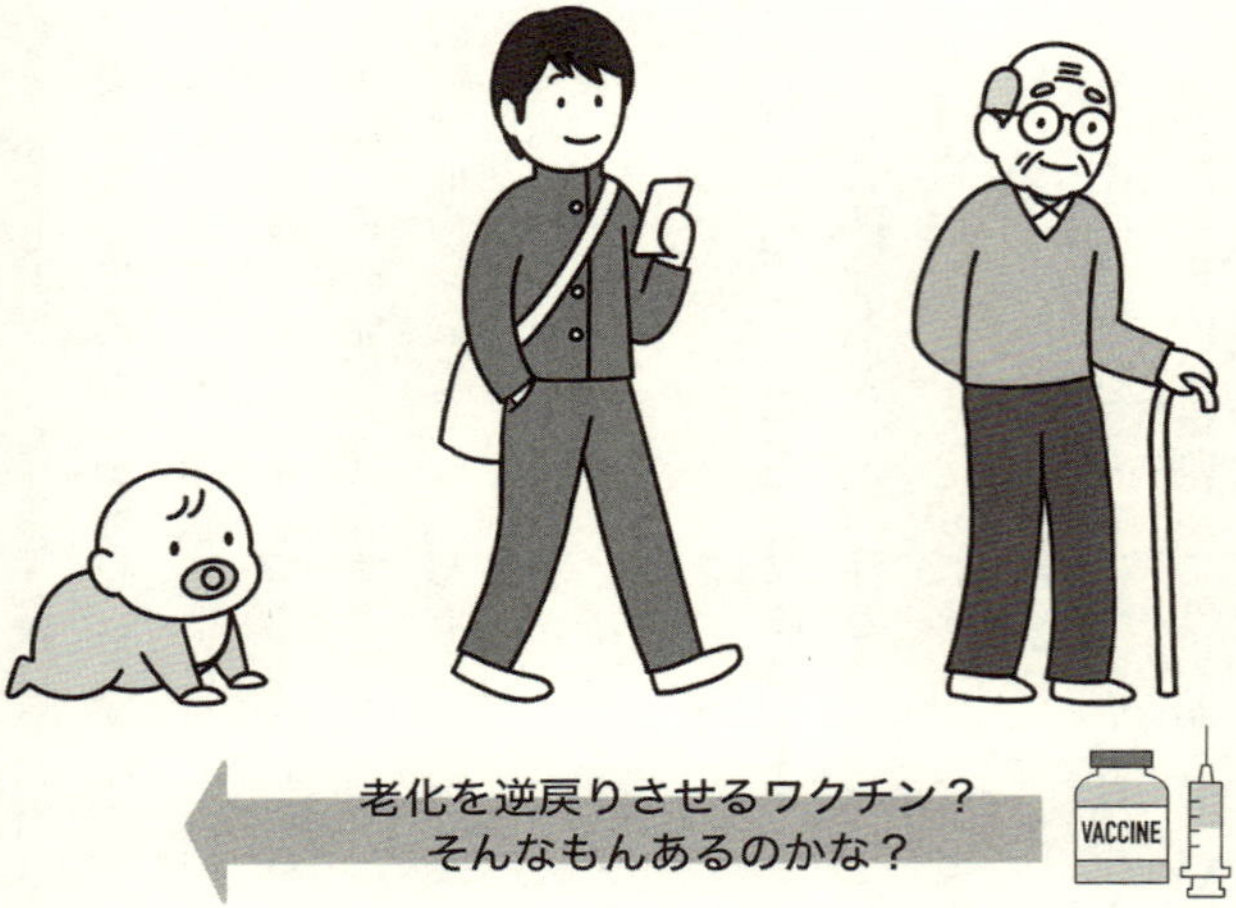
老化を逆戻りさせるワクチン？
そんなもんあるのかな？
VACCINE

たとえば、老化細胞が作るSASP因子の一種の炎症性サイトカインは、作られる量によっては免疫の活性化に重要な役割を果たします。またSASP因子の中には傷ついた組織の修復に関わるものもあります。もしかすると、老化細胞は常に悪い役割ばかりしているのではなくて、組織の修復や機能回復に一役買っているのかもしれません。

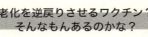

この点、フランスの研究グループがマウスにおいて加齢とともに肝臓に多数出現する老化した血管内皮細胞をさまざまな方法で除去したところ、いずれの場合にも、血管が漏れやすくなり、このために肝臓の線維化が起きて、かえってマウスの寿命が短くなっていました。肝臓の血管内皮細胞は、血管のバリア

として働くだけでなく、ウイルスなどの病原体やその産物を取り込んで不活化するという自然免疫細胞としての機能もあります。

したがって、単に老化したから除去するというやり方をすると、かえって組織の恒常性が保たれなくなってしまうかもしれません。

もしかすると老化細胞の役割（機能的意義）はわれわれが思っていたよりも複雑で、組織や細胞の種類によって異なる可能性があります。

Q45 免疫はがんに対しても効くのか?

がん細胞は自分とよく似た異物である

がん細胞は自分のからだからできたものなので正常細胞と似ています。このためにからだの免疫機構からは見つけにくい存在です。しかし、がん細胞は、通常、正常細胞にはほとんど発現せずに主にがん細胞に出現する「がん抗原」を持っているので、一部「異物」としての性質も持っています。

われわれの免疫系はこの違いを認識して、からだの中にできてきたがん細胞を排除します。これが「がん免疫監視機構」です。リンパ球が欠損しているマウスに化学発がん剤(メチルコラントレン:MCA)を塗布すると半年以内に多くの個体でMCA肉腫が誘発されてきますが、リンパ球を正常に持つ野生型マウスでは一部の個体にしか肉腫が誘発されません[*38](図表27)。

生理的状態では、リンパ球ががん免疫監視機構の主役として働いていて、新たにできて

図表27 リンパ球欠損マウスと野生型マウスのMCA肉腫発生率

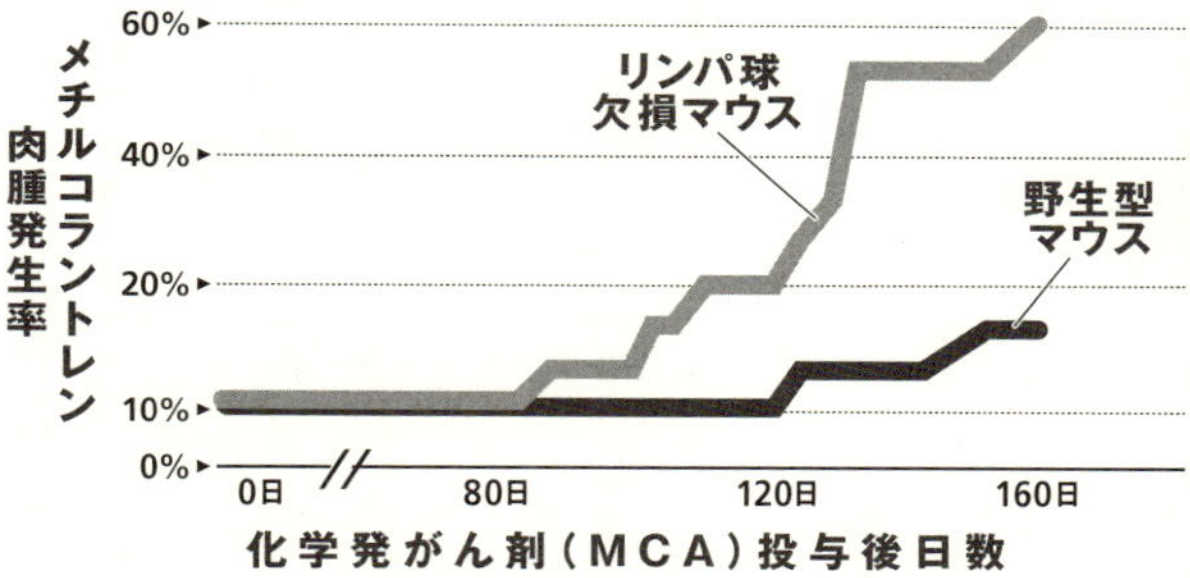

出所：Shankaran V et al , *Nature*, 410 (6832) : 1107, 2001,

くる肉腫細胞を排除しますが、リンパ球がないと免疫監視機構がうまく働かず、肉腫の発生率がどんどん上がってきてしまうのです。

がん抗原は、がん細胞で起きている遺伝子変異によってできてきます。多くの場合、タンパク質です。遺伝子変異のためにもともと作られているタンパク質に変異が入り、変異タンパク質あるいはその一部ががん抗原となるのです。

がん抗原には強いものと弱いものがあります。強いがん抗原には強い免疫反応が起きるのですが、弱いがん抗原には弱い免疫反応しか起こりません。したがって、がん細胞の種類やがんの進行ステージによっては、免疫反応を利用してがん細胞を排除するというのは必ずしもうまく行かないことがあります。

それどころか、免疫の働きがかえって裏目に働いて、免疫で排除されにくいがん細胞が増えてしまう可能性すらあるのです。これについて少し説明しましょう。

がん細胞は賢くて、免疫からの攻撃を回避しようとする

がん細胞は、ある意味、ウイルスとよく似たところがあります。それは、免疫が働くと排除されやすいものは消えるのですが、その後はかえって免疫で排除されにくいものが増えてくる傾向があることです。免疫による負の選択の力が働いて、逆に、以前より強い抵抗性を持つものが選択されることがあるのです。この現象をがん細胞の免疫編集（cancer immunoediting）といいます。

そもそも、がん細胞は均一ではなくて、生成の過程でお互いに少しずつ違う性質を持つものができてきます。その中で免疫監視機構によって排除されやすいのは免疫を起こす力が強い（がん抗原が強く発現している）細胞です。

これらの細胞は免疫がうまく働くと排除されます。しかし、がん抗原の発現量が少なかったり、あるいは弱いがん抗原しか発現していなかったりすると、がん細胞が認識されにくく、監視機構をすり抜ける可能性があります。

ということは、逆説的なことに、免疫系の働きによってがん細胞に選択がかかり、かえって排除されにくいがんが育っていく傾向があるのです。また、がん細胞は、さらに生き延びる手段として、生存・増殖の過程で免疫系に積極的にブレーキをかけるようなメカニズムを次第に獲得していきます。

たとえば、免疫系に働きかけて制御性T細胞を増やしたり、すでにできているT細胞を疲弊させて働けなくなるようにしたりする能力を次第に獲得していくのです。免疫機構が存在するにもかかわらず生体の中でがんができていくのは、このようないくつかのメカニズムが働くからです。

以上まとめると、がん細胞に対しては免疫が排除するように働きます。しかし、場合によっては免疫が働くことによって、かえって免疫が働きにくいがん細胞が生き残り、大きながんを形成することがあります。

さらに、がん細胞が育っていく過程で免疫を積極的に抑えるメカニズムを獲得する場合もあるので、がん細胞に対して働くはずだった免疫機構が働けなくなってしまうということが起こり得ます。がん細胞は賢くて、生き延びるために免疫からの攻撃を回避する手段をいくつも講じるのです。

Q46 がんワクチンの現状は？

がん免疫に対するブレーキを解除する

では、どうしたら有効ながん免疫を誘導することができるのでしょうか？

これまで使われてきたほとんどのがん免疫療法では、単にがん抗原をワクチンとして使うことによりがん細胞を死滅させようとしていたのですが、なかなかいい治療成績が得られませんでした。それは、先に述べたように、がん抗原といっても強いものから弱いものまでいろいろあり、さらにがん細胞のほうも免疫反応によって選択されていき、さらにがんが大きくなるにつれて免疫を回避する機構も一緒に働くようになるからです。単純にがん細胞やがん抗原で免疫をしても、がんは容易には排除されないのです。

ところが最近、がん免疫の分野でいくつか大きな進歩が見られています。ひとつはがん免疫に対してブレーキをかけるメカニズムの存在が明らかになったことであり、ふたつ目はそのブレーキを解除する方法が少しずつわかってきたことです。これによりがん免疫を起こりやすくできるようになってきました。

具体的には、免疫チェックポイント分子（免疫にブレーキをかける分子）というものが見つかり、その働きを阻害する有効な抗体医薬が最近利用されるようになってきました。「免疫チェックポイント療法」とよばれる方法です。チェックポイント分子には何種類かのものがあります。

よく知られているのがCTLA－4とPD－1という2種類のタンパク質です。本来はT細胞が働きすぎないようにするのがこれらの分子の機能です。T細胞が活性化されるとともにT細胞上に出現してきますが、そこに特定の分子が結合すると、細胞の中に抑制性のシグナルを伝えるので、T細胞の働きにブレーキがかかって止まるのです。

これに関して重要なのは、しばしばがん細胞の表面にCTLA－4やPD－1に結合性を持つタンパク質が発現していることです。このようながん細胞がT細胞と接触すると、これらの分子がお互いに結合して、がん細胞からT細胞に抑制性のシグナルが入り、T細胞の働きが止まってしまいます。がんに対するT細胞の攻撃が止まってしまうのです。

そこで、このようなことを防ぐために免疫チェックポイント療法が使われています。具体的には免疫チェックポイント分子の機能を止める抗体医薬を投与するのです。うまく行くと、がん細胞に対するT細胞の働きが復活してきて、がん細胞が排除されるようになります。これは画期的なことです。

ちなみに、この治療法の開発に関する基礎的な発見を行ったアメリカのジェームズ・アリソン氏と日本の本庶佑（ほんじょたすく）氏は、2018年にノーベル生理学・医学賞を受賞しました。ただし、この方法はすべてのがんでうまく行くわけではなく、固形がん（臓器や組織で塊を作るがん。たとえば胃がん、腎臓がん、乳がん、肺がんなど）の場合、2割ぐらいの人たちでいい効果が見られますが、残りの人たちでは結果がもうひとつです。

なぜ治療がうまく行く人とそうでない人がいるのかはよくわかっていませんが、ひとつの可能性は、チェックポイント分子には何種類もあることで、場合によっては他のチェックポイント分子まで同時に阻害することが必要なのかもしれません。現在、さまざまなチェックポイント分子に対して抗体医薬が作られつつあるので、今後のさらなる結果が期待されます。

個別の患者に合ったがんワクチンの開発

もうひとつ、がん免疫療法においてうまく進みつつあることがあります。それは、がんの個別性に注目して、強く免疫反応を誘導できるがん抗原を患者ごとに同定することで、患者に合ったワクチンが作られるようになりつつあることです。

この目的のために、メッセンジャーRNAワクチンが使われ始めています。メッセンジャーRNAワクチンの利点のひとつは、がん抗原の設計図であるメッセンジャーRNAを何種類もひとつのワクチン内に封入して使えることです。

現在用いられている方法は次のとおりです。まず、個々の患者でがん細胞と正常細胞を次世代シークエンサー（新しい原理で最近開発された短時間で大量の塩基配列を決定する装置）にかけて変異分子を探し出し、次にAIを使ってどのような変異分子がもっとも有効な免疫の標的になるかを予測し、数種類から20種類ぐらいの標的がん抗原候補を同定します。そののちに、これらの複数のがん抗原をコードするメッセンジャーRNAをそれぞれ試験管内で作製して、それらをすべてひとつのワクチンの中に封入するのです。つまり、標的となるがん抗原候補を患者ごとに決めて、いわばカスタマイズされた個別化がんワクチンを作るというアプローチです。

アメリカでは悪性黒色腫やすい臓がんなどですでにこのアプローチを用いての臨床試験が始まり、先に述べた免疫チェックポイント療法と併用することによって、かなりいい治療結果が見られ始めています。その一例を紹介します。

すい臓がんは、手術をしてもほとんどの患者で7~9ヵ月後に再発が認められ、5年生存率は10%以下で化学療法をしても5年生存率が30%に届かないというもっとも治療抵抗性の高いがんのひとつです。既存のがんワクチンはあまり効果がなく、また、上記の免疫チェックポイント療法もほとんど効果がありません。それにはいくつかの理由があります。ひとつには、すい臓がんではがん抗原に対する免疫反応が弱いことがあります。がん細胞自体の免疫原性(免疫反応を起こす力)が低いのです。

もうひとつは、このがんでは複数の免疫抑制経路が存在する可能性です。しかし、もし強い免疫反応を起こすがん抗原が実際に見つかり、さらに新たなチェックポイント経路が同定できれば、すい臓がんに対するがん免疫療法は必ず有効となるはずです。

このことを前提に、アメリカの研究グループがすい臓がんに対してメッセンジャーRNAワクチンとアジュバント(非特異的免疫促進剤)と免疫チェックポイント療法を3つ併用するという試みを行っています[*39]。

メッセンジャーRNAワクチンの場合、複数の抗原を使えるので、この研究ではがん抗原候補のメッセンジャーRNAを約20種類、ひとつのワクチンに入れ込んでいます(そのどれかがうまく働けばいいというわけです)。まだ第一相臨床試験(くすりの有効性・安全性を調べる臨床試験の第一段階)の段階ですが、なかなか有望な結果が報告されています。細かいデータは省きますが、メッセンジャーRNAワクチンを投与した16例中8例で用いたがん抗原に対する特異的なキラーT細胞が検出されました。

つまり、メッセンジャーRNAワクチンで使われたがん抗原の中にキラーT細胞を誘導できるものがあったということです。そしてT細胞がよく反応した人たち(レスポンダー)では反応しなかった人たち(ノンレスポンダー)に比べて、ワクチン接種後、がんの再発が長期間抑えられていました。メッセンジャーRNAワクチンを他の方法と併用することによってがんに特異的なT細胞が誘導でき、かなり長期間、再発を抑えられていたのです。

まだ臨床試験としては初期の段階ではありますが、すい臓がんでここまでの効果が見られているというのは期待以上で、有望そうに見えます。このような試みは多数のがん抗原の有効性を一度に調べることができるメッセンジャーRNAワクチンだからできることです。この方法は、今後いろいろながんで試されていくことになるでしょう。

Q47 がん細胞を殺すCAR-T細胞とは？

CAR-T細胞の作り方

Q17、Q18で説明したように、T細胞の表面には抗原レセプターが存在し、T細胞はこの抗原レセプターを介して異物を認識します。ところがリンパ球の場合、1個の細胞の上には1種類のみの抗原レセプターしか発現しておらず、このために1個のリンパ球は1種類の抗原しか認識できません。つまり、自分の抗原レセプターに結合できる抗原にしか反応しないということです。

からだの中には有限の数のリンパ球しかなく、一方、からだは無数の抗原に反応できないといけないので、ひとりの個人の体内では特定の抗原に反応できるリンパ球の頻度は必然的に非常に低いことになります。これはがん抗原に対しても同様です。

以上のことから、体内にはがん抗原を認識できるリンパ球がいることはいるのですが、きわめて頻度が低いのです。このために、がん患者ではがん抗原反応性リンパ球がなかなか増えず、効率的にがん細胞を攻撃できないことが多いのです。

そこで、なんとか特定のがん抗原に対する抗原レセプターを人工的に作ってT細胞に導入し、その細胞を患者の体内に大量に移入することによってがん細胞をやっつけようという試みが行われています。これがCAR－T細胞療法です。

CARとはキメラ抗原レセプター（chimeric antigen receptor）の略で、試験管内で作製する人工的な抗原レセプターのことです。複数のレセプター要素を組み合わせて作るのでキメラという名前が付いています。CAR－T細胞療法の概要を図で示します。

まず、①患者のがん細胞上のもっとも強いと思われるがん抗原を同定します。次に、②そのがん抗原に対するCAR遺伝子を試験管内で作製します。CARはがん抗原を認識するアンテナであり、がん細胞に結合後、T細胞に攻撃命令を送る細胞表面レセプターです。③患者からT細胞を採取します。④そのT細胞にCAR遺伝子を導入してCAR－T細胞（そのがん細胞だけを異物として攻撃できる細胞）を作ります。⑤CAR－T細胞を患者の体内に戻します。⑥体内でCAR－T細胞ががんに結合して排除しようとします（図表28）。

この方法は、現在アメリカを中心に、白血病や悪性リンパ腫の治療にしばしば使われていて、かなりいい効果が得られています。ただし、いくつかの問題点があります。

図表28 がん細胞を攻撃するCAR-T細胞とは?

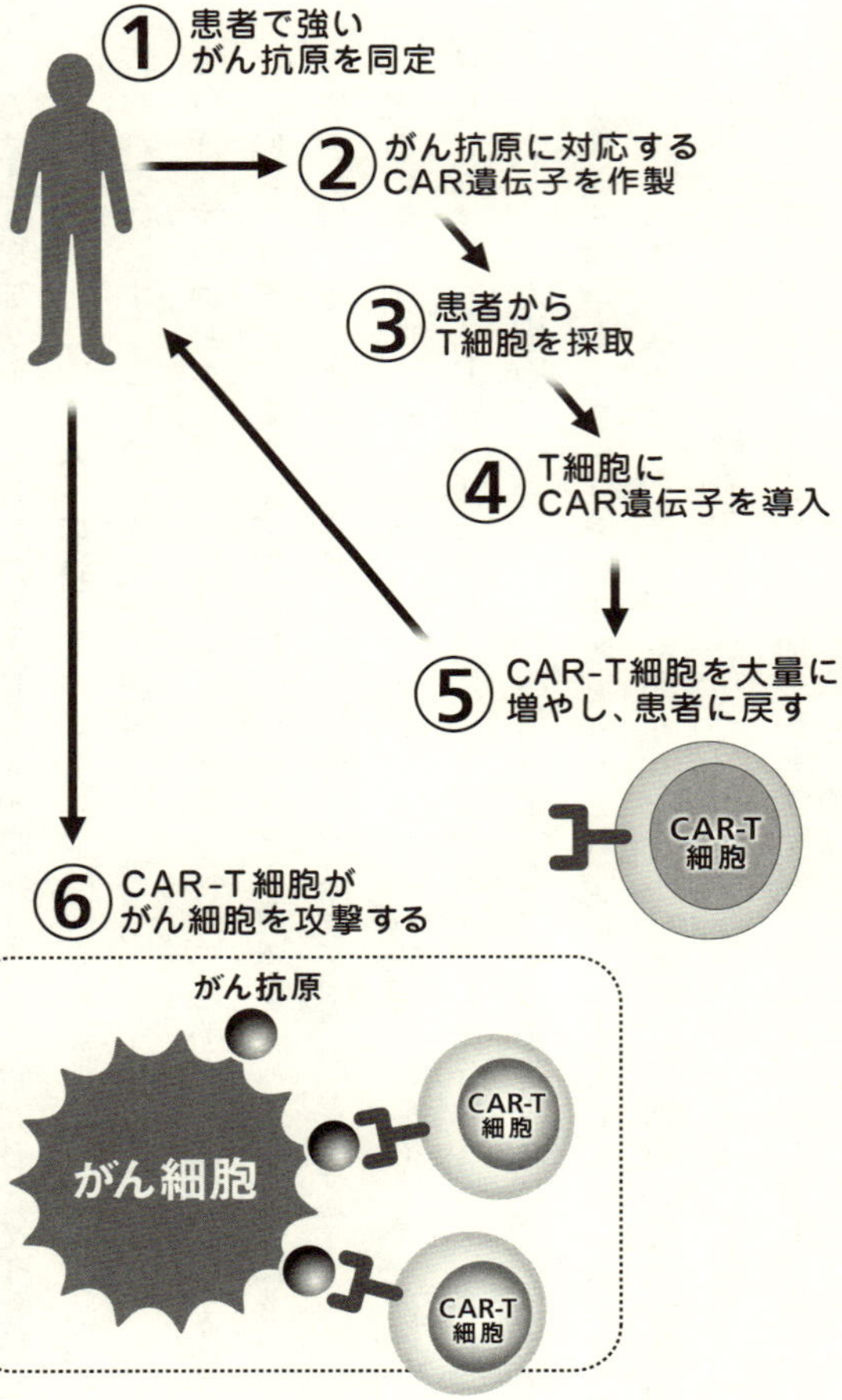

ひとつは、CAR－T細胞ががん細胞を急激に殺してくれるのはいいのですが、その際にT細胞から大量のサイトカインが放出されて、高熱、血圧の急激な低下や呼吸困難が起きる「サイトカイン放出症候群」が出現する場合があることです。

重症化すると、大量に放出されたサイトカインのために心不全、腎不全や肝不全が起こり、致命的になることがあります。これに対しては、抗体医薬トシリズマブ（製品名はアクテムラ：IL－6の働きを止める）やステロイド薬などが有効な治療薬です。

また、死滅したがん細胞から種々の細胞成分が大量に放出されるために、高尿酸血症や高カリウム血症などが起きることがあり、重度の場合には血液透析が必要となることもあります。いずれの場合にも経験の深い医療機関で治療を受ける必要があります。

二番目の問題点は、がん細胞におけるがん抗原の発現が均一でないことです。たとえば、ある種のがんがAというがん抗原を発現していたとします。すると、がん細胞は変異をするので、Aとよく似ているけれども少し違うA'というがん抗原を発現する細胞が新たに出現してきます。同様にA''、A'''というがん抗原を持つものが出てくることもあります。

そうなると、ひとつのがん組織の中にA、A'、A''、A'''というように少しずつ異なるがん抗原を発現する細胞が共存することになります。その状態のところにAを異物として認識するCAR－T細胞を移入すると、Aの発現が強いがん細胞はうまく殺されるのですが、Aの発現が弱い細胞や、さらにAは持たずにA'、A''、A'''を発現する細胞などは殺されにくく、生き残る可能性があります。このために治療が進むと、やがてCAR－T細胞が効かないがん細胞が増えてくることがあるのです。

CAR－T細胞をがんの病巣の中に入り込ませる戦術とは？

また、CAR－T細胞療法は固形がんに対して現時点では限定的な効果しか得られていません。いくつか理由があるようですが、そのひとつは固形がんのほうが血液系のがんに比べて、がん抗原が弱く、がんに対する免疫反応を起こすことが難しいという点にあります。さらに、がんが大きくなった状態ではすでに免疫にブレーキが働いていて、これが治療の妨げとなっている可能性があります。がんは通常は塊を作っているので、CAR－T細胞が塊の中へうまく入っていけないこともあるようです。

いかにしてCAR－T細胞をがん組織の中に浸潤させることができるか、ということが今後の課題のひとつですが、最近、これに関して新しい試みがいくつか行われています。

そのひとつは、まだマウスでの実験段階ですが、非常に効果的な方法のようです。それは、体内に移入されたCAR－T細胞を人工的にがん抗原で刺激することです。[*40]

具体的には、CAR－T細胞移入後にがん抗原を免疫増強剤とともに筋肉内に注射をします。すると、このがん抗原がリンパ節に入り、樹状細胞によって抗原提示が行われます。このリンパ節をCAR－T細胞が通りかかると、樹状細胞が「ここにがん抗原がありますよ」と提示をするので、CAR－T細胞が活性化刺激を受けることになります。

これによって、CAR－T細胞のパトロール能力とがん細胞殺傷能力が上がります。このために、体内ではがん細胞が殺されてその数が大きく減ることとなります。すると、がん細胞から免疫系にかかっていたブレーキが解除されて、免疫機構が元気を取り戻すようになります。

この結果、からだの免疫系は元のがん抗原を持っている以外のがん細胞まで攻撃できるようになり、がん細胞を殺しそこねることがなくなり、やがてがん全体が消失することになります。まさに一石二鳥みたいな戦術ですね。ただし、これはまだマウスでの実験結果の段階です。もしこのようなことがヒトでうまく行くのであれば素晴らしいことです。

註：このCAR－T細胞療法が、最近、自己抗体を作る自己免疫疾患の治療に対して

も有効に用いられ始めています。自己免疫疾患の原因となる自己抗体を作るのは患者自身のB細胞です。一方、B細胞にはCD19という特異的な細胞表面マーカーがあります。そこで、このCD19に選択的に結合するCAR－T細胞を作って自己免疫疾患患者に投与すると、CD19を持つ細胞、すなわちB細胞だけが殺されることになります。その結果、自己抗体を作っていたB細胞まで殺されるので、自己抗体が体内から完全に消えて、自己免疫症状も消えるということになります。

まだ症例数が少ないのですが、もっとも治療が難しいといわれてきた自己免疫疾患の全身性エリテマトーデス（SLE）に対してCAR－T細胞療法が行われたところ、完治に近い状態にまでなったという数例の症例報告が出ています。[*41*42] 通常、SLEは治療が難しいことが多く、完治に近い状態にまでもっていくのはきわめて困難なので、CAR－T細胞療法は、上記のごとくいくつかの解決すべき問題点はあるものの、有望な治療法として注目されます。ただし、B細胞をみな殺すと、B細胞は一般の病原体に対する抗体も作るので、患者は感染症にかかりやすくなるのですが、これに対しては他の人から回収してきた免疫グロブリン（抗体）を定期的に投与することによって対応が可能です。

このように素晴らしいポテンシャルがあるＣＡＲ－Ｔ細胞療法なのですが、非常に高額であるという問題点があります。現在、Ｂ細胞性白血病やＢ細胞性悪性リンパ腫に対するＣＡＲ－Ｔ療法をノバルティス社がキムリアという名前で商業的に販売していますが、日本での薬価は３０００万円超です（ただし、自己負担の上限を定めた高額療養費制度を利用すると年収約５００万円の人では40万円程度の負担で済む）。

保険が適用され、一回の投与でいいのですが、病気が再発した時には再投与が必要な場合もあります。どうしてこのような高い費用がかかるかというと、これまでにこの療法の開発に費やしてきた費用に加えて、患者ごとに異なるＣＡＲ－Ｔ細胞を作る必要があり、それを試験管内で培養して必要な数までに増やすのに巨額の費用がかかるからです。

医学は進歩していて、がんが治療可能あるいは根治可能な病気に変わりつつあるのですが、今のままでは「金の切れ目が命の切れ目」になりかねません。是非、もっと安価に使えるようになってほしいものです。

Q48 民間で行われているがん免疫療法の有効性は？

民間で自由診療として行われるがん免疫療法とは？

現在、がん免疫療法は、公立の医療機関を中心に行われている「研究段階の医療として行われる免疫療法」（いわゆる臨床試験）と、一部の民間のクリニックなどで患者が治療費を全額自費で支払う「自由診療として行われる免疫療法」があります。

Q46、Q47で述べてきたものの多くは、前者に相当します。すでに一部有望な結果が得られたものについて、規模を大きくして、治療効果や安全性をさらに確認するために、主に公立の医療機関などが臨床試験として行っているものです。

これに対して、後者はいまだ効果が証明されていない治療法であり、医療として確立されたものではありません。このために、個別の医療機関が保険外診療として患者から治療費を全額支払ってもらうことによって行っているものです。

この自由診療として行われる免疫療法の中には、がんペプチドワクチン療法や樹状細胞ワクチン療法などがあります。

がんペプチドワクチン療法というのは、これまでしばしば使われてきたがん抗原（がん細胞由来のペプチド）だけで免疫をするという方法で、一般にあまり強い免疫を起こすことができず、限定的な効果しかもたらさないことが多いようです。

また、試験管内でがん抗原を樹状細胞と混ぜて、それを患者に移入するという方法も民間の医療機関では使われることがあるようですが、これまで使われてきたがん抗原はあまり強いものがなく、また、移入する樹状細胞は全身を巡る能力が低く、患者の体内に移入をしてもがんの組織内に入る効率が悪いので、この方法も効果が限られているようです。

一時、丸山ワクチンのようなＢＣＧを使う治療法も行われたことがあります。大規模な臨床試験が行われないまま、一部の医療機関で使われていました。いい効果が得られた例も少数あったようですが、大部分のがんに対しては効果が薄く、いまだに効果が証明された治療法とはなっていません。

Q49 光免疫療法とは？

がん細胞をレーザー光で殺す

最近、光免疫療法という方法が日本で認可され、切除不能な頭頸部がん（頭から首までの範囲に発生するがんで、喉頭がん、咽頭がんなどが含まれる）に対して保険適用となっています。アメリカ国立がん研究所（ＮＣＩ）の小林久隆研究員（現・関西医科大学附属光免疫医学研究所所長併任）が開発した方法です。

この方法では、がん細胞のみに結合する薬剤を静脈から投与してがん組織に集積させます。そののちにがん組織にレーザー光を当てることで薬剤を介してがん細胞を攻撃するというものです。

薬剤にはレーザー光に反応する色素を付けてあり、光が当たると色素が反応して薬剤ががん細胞を殺すという仕組みです。レーザー光照射、薬剤のどちらも副反応がほとんどありません。壊されたがん細胞からはがん抗原が周囲に放出されて、がんに対する免疫が活性化される可能性があります。

ただし、Q46で触れたように、がん免疫を抑えているような機構が働いている場合には、治療効果を上げるために免疫チェックポイント療法のようなものを併用することが必要かもしれません。

この療法は副作用が非常に少なく、一部のがんにはかなりの効果があります。しかし、いいことずくめではありません。まず、光が当てられないような深部のがんには使えません。そして、頸動脈などの大血管に腫瘍の浸潤がないことが治療の条件になっています。

さらに、切除不能な頭頸部がん以外のがんの場合には保険適用外の自由診療となるので、現時点では治療費が全額自己負担となります。現在、この方法が種々のがんに使われ始めていて、今後、さらにその結果が蓄積されてくることとなるでしょう。

Q50 サプリメントや健康食品は免疫に効くのか？

サプリメントや健康食品は普通の食品より健康にいいのか？

巷には免疫力を強化するサプリとして販売されているものが多種類あります。しかし、医学的見地からすると、経口投与によってからだの免疫系に働いてその能力を直接的に向上させるという医薬品はこれまで発見されておらず、これは既存のサプリでも同様です。ただ、たとえば、乳酸菌を含むヨーグルトなどの飲料は、腸内環境のバランスを整えることにより、間接的にからだの免疫力を上げる効果がある程度はあるようですが、これにはかなりの個人差があるようです。また、テレビなどで言われているような「生きた乳酸菌が腸に到達して効果を発揮する」ということはほとんどないようです。

東京大学名誉教授の光岡知足氏はマウスにヨーグルトを投与することにより腸内に善玉菌が増えることを観察していますが、彼の実験によると、死んだ菌を投与しても生きた菌と同じだけの効果があったとのことで、生きた菌が腸内に棲みついてその効果を発揮するのではないとのことです。

実は、食細胞（マクロファージ）の発見者である有名なロシアの微生物学者のイリヤ・メチニコフ（1845〜1916）も今から約100年も前にヨーグルトの効果を調べていて、マウスに加熱して殺した乳酸菌を投与すると、生きた菌を投与した場合と同様に、マウスの寿命が延びたとのことです。

ただし、今から考えると、寿命が延びた理由がマウスの免疫力が向上したからなのか、それとも他の要因（たとえば栄養状態が良くなったため）だったのかはわかりません。でも、実はこの頃から乳酸菌の効果は死んだ菌でも得られるということが知られていたのですね。どうも、テレビのコマーシャルは「先人の知恵」をあまり参考にしてはいないようです。しかし、生きた菌だけでなく死菌だけでも効果があるというのは、どういうことなのでしょう？

ひとつの可能性は、腸管の自然免疫が菌体成分を感知して、免疫系が刺激されるとともに、これが腸内で善玉菌が増えるような環境形成に役立ち、その結果、からだの免疫力が二次的に向上したのかもしれません。

これに関して、日本医師会のホームページに健康食品とサプリメントについてわかりやすい意見が書かれているので、それを紹介しましょう。そこにはこう書かれています。

「健康食品やサプリメントが、実際に、ふつうの食品よりも、『健康によい』、『健康に効果がある』、『健康の保持増進に役立つ』かどうか、科学的根拠があるかどうかは、必ずしも十分ではありません。また、健康食品やサプリメントは、くすりの代わりではありません。それから、『食品だから安心』、『天然成分だから安全』は誤解で、天然成分由来の健康食品でも、アレルギー症状や医薬品との相互作用を起こすものがあります。特に、病人、子ども、妊産婦、高齢者、アレルギー体質のある方などは、要注意です」


これが多くの医師の意見で、私の意見もこれとまったく同じです。ただし、私は決してサプリメントや健康食品が悪いと言っているのではありません。摂取するものに特に害がなくて、自分に気持ちが良く、安心できるのであれば、否定をする理由はまったくありません。

むしろ摂取することによって精神的安定性が得られるかもしれません。「信じる者は救われる」ということもあります。したがって、ご自分に合うものを注意して選べばいいのだと思います。ただし、過度な信頼や依存は禁物です。

ちなみに、2023年度の健康食品市場には年間1.3兆円以上のお金が注ぎ込まれているということをご存じでしょうか。[*43] 国内で新しい薬をひとつ市場に出すのに必要な開発コストが約500億円といわれていますので、もし年間1.3兆円というお金を新薬開発に使ったらわが国から世界市場に向けて20種以上の新しい薬ができることになります。

ふだんから免疫力を保つには?

では、ふだんから免疫力をいい状態に保つためにはどうしたらいいのでしょうか?

国立がん研究センターでは「科学的根拠に根ざしたがん予防ガイドライン」として「日本人のためのがん予防法(5+1)」を示し、その中で、「5+1のがん予防法を実践することで、あなた自身の努力でがんになるリスクを低くしていくことが可能です」とキャンペーンをしています。

実は、私のような免疫学者から見ると、この5+1の健康習慣は、がん予防のためだけではなく、そのまま「われわれの免疫力をふだんからいい状態に保っておく」ために必要なものであると思われます。以下に個々の健康習慣ごとにその理由を述べます。

禁煙する（たばこは吸わない。他人のたばこの煙を避ける）：たばこの煙が肺に入ると、肺で慢性炎症が起きます。慢性炎症は免疫力低下の原因となります。最近の報告によると、喫煙者では自然免疫、獲得免疫の両方が影響を受けているとのことです。一方、禁煙すると自然免疫のほうは元通りに回復してくるのですが、獲得免疫のほうは回復せずに一度起きた変化が残り続ける傾向があったとのことでした。[*44] やはり、たばこは吸わないのが一番いいようです。

節酒する：アルコール類のとりすぎは肝臓やすい臓に負担をかけ、これらの臓器に慢性的な炎症を引き起こします。

食生活を見直す（過食をしない、減塩する、野菜と果物をとる、熱い飲み物や食べ物は冷ましてから）：これらの習慣によって、がんだけでなく生活習慣病の予防にもつながります。これがふだんからの免疫力の維持につながります。

からだを動かす：Q8で触れましたが、ふだんの身体活動量が高い人ほど、がんや心疾患の発生率が低くなります。同時に免疫力の維持にもつながります。では、どのぐらい運動したらいいのかというと、個人差があるので一概には言えないのですが、上記のガイドラインの中では、18歳から64歳の人の身体活動について、〝歩行またはそれと同等以上の強度の身体活動を毎日60分行うこと〟としています。

それに加え、〝息がはずみ、汗をかく程度の運動を毎週60分行うこと〟も推奨していま す。より高齢の人たち（65歳以上の人たち）には、〝強度を問わず、身体活動を毎日40分行うこと〟を推奨しています。これは結構な運動量ですが、しっかりと時間をとって、生活習慣の中に取り入れていくことができれば、なんとかこなせるのではないかと思います。

適正な体重を維持する：Q8、Q30で肥満がからだに炎症を起こすことや新型コロナ感染症の入院リスクや重症化リスクが高くなることについて述べました。繰り返しになりますが、肥満の人の脂肪組織では慢性炎症が起きていて、それが血液系や免疫系に悪影響を及ぼし、免疫力の低下をもたらします。

感染を防ぐ：感染によってがんが起きやすくなることはよく知られた事実です。たとえば、B型肝炎ウイルス、C型肝炎ウイルスは肝がんを、ヒトパピローマウイルス（HPV）は子宮頸がんを引き起こします。細菌ではヘリコバクターピロリ菌が胃がんの原因となります。どうして特定の病原体の感染が、がんの発生リスクを高めるのかですが、一部のウイルスではその理由が明らかになりつつあります。それは、肝炎ウイルスが典型的ですが、われわれの自然免疫や獲得免疫を抑えるメカニズムを持っているからです。このためにこ

図表29 HPVワクチン接種と子宮頸がん発生率

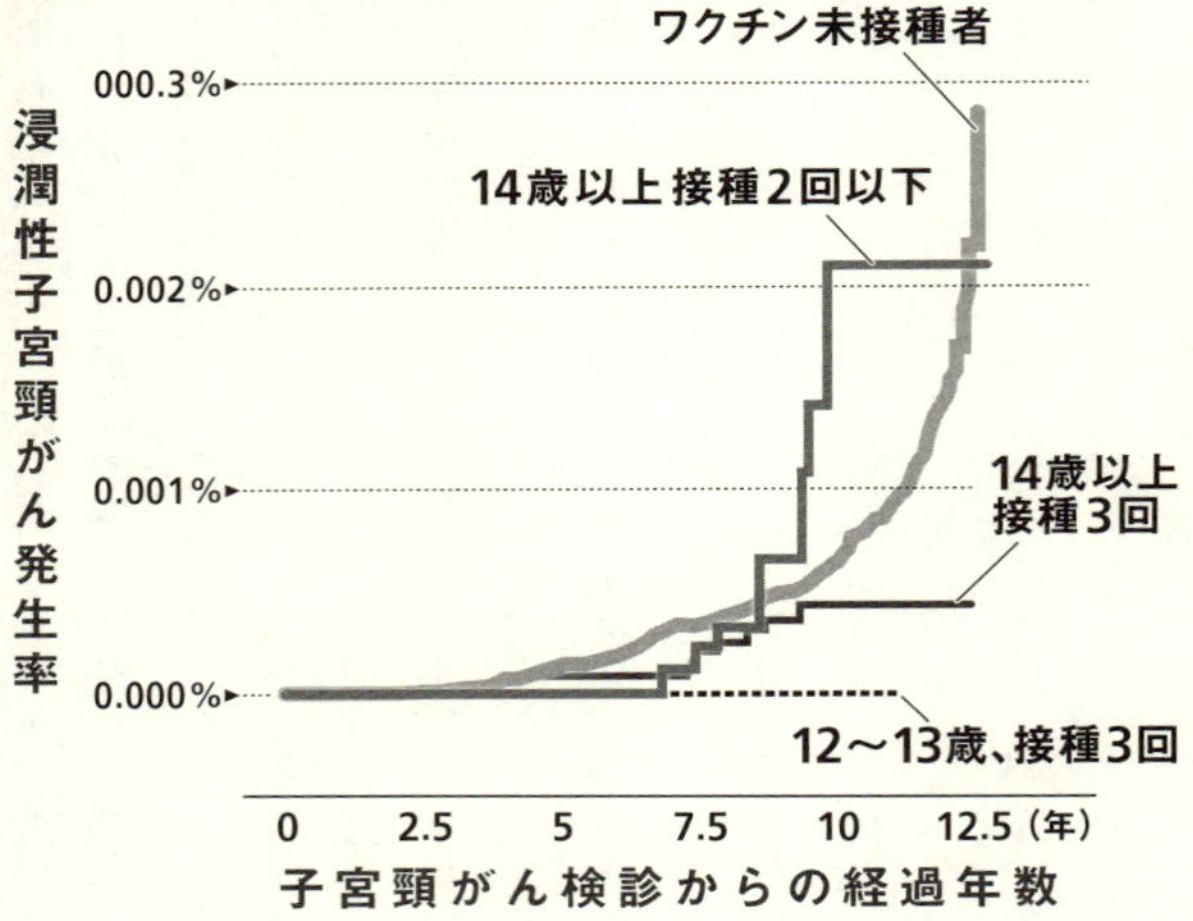

スコットランドでは2008年からHPVワクチン接種が始まり、
12〜13歳の接種率は約80%。2012年までは2価ワクチンが使用され、
その後4価ワクチンと9価ワクチンが導入された。
12〜13歳時に3回のワクチン接種を受けた世代では、その後
約12年間の経過観察の結果、浸潤性子宮頸がんの発生がゼロだった

出所：Palmer TJ et al, *J Nat Cancer Inst*, 116:857, 2024.

れらのウイルスに感染するとからだ全体の免疫力が低下します。その上、これらの病原体はわれわれのゲノムに働いて変異を起こすので、がんができやすくなるのです。

現在、がんを起こす病原体の多くにはワクチンが開発されていて、ワクチン接種を受けることによりがん発生リスクが大きく低下してきています。そのひとつの例が過去15

年間にわたりヒトパピローマウイルス（HPV）ワクチンを接種してきたスコットランドで見られています。

12〜13歳世代のワクチン接種率は約8割です。接種から約12年間観察した時点で、ワクチン未接種者ではこれまでとほぼ同じ頻度で浸潤性子宮頸がん発生していた一方、12〜13歳時にワクチン3回接種した人たちでは接種後の浸潤性子宮頸がんの発生率がゼロとなっていました。より年代の高い世代においても、ワクチン接種の回数が増えるとともに浸潤性子宮頸がんの発生率が明らかに低くなっています[*45]（**図表29**）。ワクチン接種によってこの種のがんはこの世の中からなくすことができるのではないでしょうか。

以上、まとめると、まずは健康習慣が大事であり、「過ぎたるは猶(なお)及ばざるがごとし」です。食事も飲酒も何事もすぎると取り返しのつかない困ったことになります。個人レベルでの生活習慣を見直す必要があります。

たとえば、自分の摂取カロリーを計算して、そのうえで適度な運動や体操をすることや、呼吸法、ヨガなどの全身的な取り組みをすることが勧められます。仕事からのストレスを減らすためには、働き方や労働時間の改善を考えることも大事でしょう。

時間の使い方を工夫して新しいことにチャレンジすることは、ストレス解消にもつながり、おおいに意味のあることです。また必要な場合にはサプリメントをうまく使うという方法もあります。食欲や体調が落ちている時には食事量が減る分、足りない分をサプリメントで補給するのは悪くありません。

ただし、サプリメントや健康食品への頼りすぎは禁物です。たとえば内臓脂肪を減らすのに役立つというサプリメントをとるよりは、摂取カロリーを考えて、一定時間、有酸素運動をするほうがはるかに効率的で健康的です。

繰り返しになりますが、免疫力はアクセルとブレーキの両方がバランスよく働く時に十分に発揮できるようになります。そのためには毎日の生活習慣が大事になります。健康維持にも免疫力維持にも近道はありません。

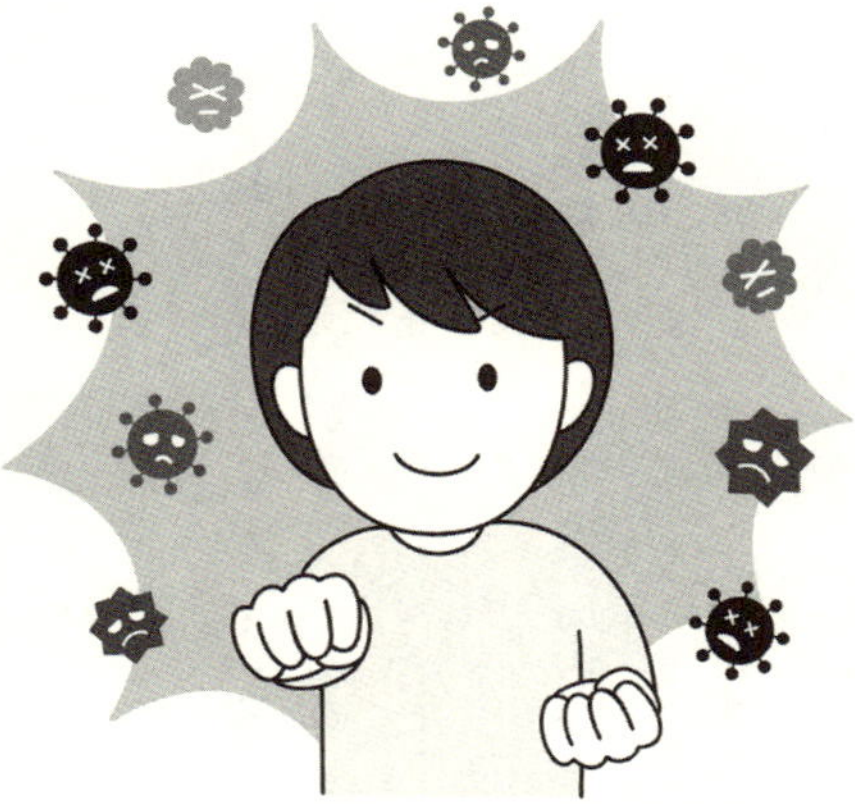

免疫力を維持するには何が大事？

過ぎたるは猶及ばざるがごとし：過食、過飲はダメ
サプリメントや健康食品への頼りすぎは禁物
大事なのはふだんからの健康習慣
（適度な運動、休息、睡眠、必要な時にはワクチン接種 etc.）

おわりに

免疫学の進歩は早く、昔と比べて大きく変わっている

新型コロナウイルス感染症の流行が始まってから、世の中では「免疫」という言葉が数多く使われてきましたが、常に正しく使われてきたかというと必ずしもそうではありませんでした。

基本的なからだの防御機構に関して、旧来の古びた知識しかないままウイルスや免疫の誤った情報をメディアや著書で拡散する自称「専門家」が少なからずいました。

ウイルスに対する免疫においては、実は自然免疫も獲得免疫も大事なのですが、獲得免疫のほんの一部である中和抗体だけを見て、それがウイルスに対する免疫のすべてであるかのように語る知識不足の「専門家」もいました。

さらに、感染症患者をひとりも診たことがないまま感染症に対するワクチンの臨床的効

果を語ろうとする「感染症学者」や「免疫学者」もいました。

それぞれが「専門家」という肩書きを持ちながら、自己の情報源の確かさを十分にチェックせず、文献的なエビデンスをしっかりと確認しないまま、誤った専門的知識を振りまいてきたのです。科学者としてはまずいことだと思います。

一方、メディアの側も「専門家」が語る内容の根拠をしっかりと調べないまま、真偽の確かでない情報を垂れ流してきたという問題がありました。特に一部の週刊誌はひどかったですね。売れ行きにこだわるせいか、一時期はセンセーショナルな見出しとともに怪しげな内容の記事が何週も続けて出ていました。

残念なことに、どうも専門家側にもメディア側にも、医療や健康に関するリテラシーが十分でなく、免疫学に関してはしかるべき立場の人たちでも基本的なことについてしばしば理解が不足していて、特に新しい免疫学の知識に関してはまったく「ご存じなし」というケースも目立ちました。

では、どうしてそんなことになってしまったのでしょうか？　それは、ひとつには免疫学という学問が過去数十年の間に急速に進歩したからだと思われます。この間、免疫学ではたくさんの新しいことがわかってきました。

たとえば、以前は免疫を司る細胞は数種類しか知られていませんでしたが、最近、次々に新たなタイプの免疫細胞が同定され、今では20種類以上の免疫細胞の存在が明らかになっています。また、免疫細胞は一般にサイトカインとよばれるホルモンのような生理活性物質を放出してお互いが情報交換をしますが、このサイトカインは今ではなんと１００種類以上も存在することがわかっています。

さらに、以前は感染症から身を守るのは病原体に対してできる抗体がもっぱら重要であると思われていましたが、最近では抗体のような液性の物質（可溶性タンパク質）だけでなく、キラーT細胞のような特定の細胞が病原体侵入現場に駆けつけて感染細胞を殺すことがわかってきました。いわゆる細胞性免疫の存在です。

これに加えて、本書でも繰り返し解説していますが、免疫反応は実は自然免疫と獲得免疫という異なるふたつのタイプの反応からなることが明らかとなりました。前者はわれわれが生来生まれつき持っている免疫、後者はわれわれが経験とともに獲得していく免疫で、両者が順番に働くことによって侵入してくる病原体が排除されることがわかってきました。

つまり、ここ20年ぐらいの間に免疫学の教科書の中身が大きく変わったのです。ところが、中学や高校の生物学の教科書はこの進歩にうまくついていっていません。医学部の教科書はさすがにこのあたりはカバーしていますが、なぜか最近の医学生は教科書を買わない人が増えてきています。必要なことはネットで調べればいいという人が多いのです。

でも、今の免疫学は複雑になっていて、ネットから単に細かな知識だけ集めても免疫学の考え方や理屈はなかなか理解できません。そんなことから、医師や医学系研究者でも免疫学をきちんと理解していない人が意外と多いのです。

ご自分たちでは新しい免疫学の存在を知らない（あるいは耳学問でしか理解していない）にもかかわらず、昔の知識を振りかざしてわかったようなつもりになっているのです。自分は知っていると勘違いして、間違った知識を拡散しているのです。生半可な知識は無知より怖いといいますが、医師や医学系研究者の場合、「専門家」という肩書きがついている分、もっと怖いことです。

免疫学を正しく知ってもらう試み

そのような中で、たまたま約1年前に集英社インターナショナル編集部の川﨑貴久さんから、一般向けの免疫学の解説書のようなものを書きませんか、という話があったのですが、当時、私は別の本で忙殺されていたので、その本を終えてからやりましょうということとになりました。

その間、これまでに出ていた免疫学入門的な本をいくつか自分の目で眺めてみました。私から見ると、いずれもあまりに正面から構えていて、しかも記述的で、一般の方々にはややとっつきにくいのでは？　という感じのものばかりでした。

そこで私が考えたのは、皆さんが知りたいと思われる質問をまず50個用意し、それに対してわかりやすい簡潔な答えを順番に提供していくという方式でした。すなわち、50のQ&Aを介して免疫学のおおよそを知ってもらおうというアイデアです。

これが成功したかどうかは読者の皆さんのご判断を待ちたいと思います。

私自身の健康習慣

ここで、私自身が免疫力を良い状態で維持するために何をしているかご紹介しましょう。私は2024年9月で77才になりました。大阪府高槻(たかつき)市と長野県上田市の2ヵ所で月の半分ぐらいずつ過ごしています。

中学生の頃から剣道を始め、2年ほど前に剣道八段の位をいただきました。八段審査の合格率は通常1%以下ですので、これはそれほどよくあることではなく、私にとっては運が良いことでした。ただし、八段をいただいた以上その段位にふさわしい実力が求められますので、私は今でも真剣に剣道の稽古を続けています。

毎朝5時半に起き、ベッドの上で20分ほどストレッチをします。軽い朝食のあと、剣道場（大阪では大学の剣道場、上田では自宅の剣道場）に行き、柔軟体操をしたあと、防具を着けて30分ほど基本技の練習をします。剣道の防具は数キロの重さがあるので、30分程度の稽古でもかなりの運動量となります。ひとりでやる時もあれば、お仲間と一緒にやる時もあります。準備体操、稽古、整理体操とあわせて、約1時間、道場にいます。その後、午前中は自宅書斎で論文を読んだり執筆をしたりします。忘れた名前や事柄があったら、できるだけその場で調べて思い出すようにしています。

お昼を軽めにとった後、少し昼寝をします。午後は通常、午前の仕事の続きをしますが、大学で面白いセミナーがある時は参加します。夕方は少し散歩をした後に夕食をとります。食事量は私の年齢にしては多いほうだと思いますが、体重には気をつけています。ちょっと体重が増えたかなと思ったら、翌日の朝食は紅茶やヨーグルトだけに減らすこともあります。

食事は野菜を多くとるようにして、内容的に偏らないようにまんべんなく食べるようにしています。特にサプリメントはとっていません。過去30年間以上、体重はほぼ変わらず、ＢＭＩは23程度です。

上田市にいる時には週に2、3回、夜8時から約1時間、地域の剣道稽古会に参加しています。夜は11時半頃までには就寝しますが、からだをよく動かしているせいか、床についたらただちに熟睡です。

私には高血圧の持病があるので、毎日降圧剤を服用しています。このため、しばしば血圧の測定をします。避けているのは過食と過飲です。一方、心がけているのは、先ほど触れたように、朝早起きして体操をすること、そして、できるだけ毎日、昼間も一定量以上の運動をすることです。

ということで簡単に言うと、よくからだを動かす、なんでも食べる、できるだけ頭を使う、そしてよく寝る、という毎日です。できるだけ規則的な生活をするようにしています。

このためかもしれませんが、今でも若い人たちと普通に剣道をすることができ、雑誌に原稿を書いたり、フェイスブックに寄稿したりしています。私の父、母はそれぞれ95才、102才まで生きたので、幸い、うちは比較的長生きをする家系なのかもしれません。

それからもうひとつ。最近、私は人に話しかけることも健康法のひとつと考えて、上に触れた上田市の自宅の剣道場を利用して、一般市民や専門職を持つ方々のために免疫学をわかりやすく解説する試みを始めています。いわゆる寺子屋形式です。

寺子屋とは江戸時代に存在した一般人の教育施設です。私が講師となり、受講生に対して講義をしながら、彼らからの質疑を受けます。3つのコースがあり、ひとつ目は一般市民を対象とした初級コース、ふたつ目は医療従事者、教員、マスコミ関係者などを対象にした中級コース、そして、3つ目は高校生を対象としたみらいコースです。いずれも月一回の頻度で、レクチャーのあとに講師と受講生との対話を行い、毎回1時間ほどやっています。興味のある方はフェイスブックで「一般社団法人信州上田みらい塾」を探してみてください。その活動の経緯を見ることができます。

最後になりますが、この本のイラストの多くは著者の長女である定岡恵が忙しい時間を割いて作成してくれました。また、私の家内が原稿を通読して、わかりにくいところやケアレスミスを指摘してくれました。そして川﨑貴久さんがこの本の担当として編集に力を割いてくださいました。皆さんに厚く感謝の意を表します。

参考文献

＊1 Ahuja SK et al, *Nat Comm*, 14 (1) :3286, 2023.

＊2 Globig A-M et al, *Nature*, 622 (7982) :383, 2023.

＊3 Warburton DER & Bredin SSD, *Curr Opin Cardiol*, 32 (5) :541, 2017.

＊4 Nieman DC & Wentz LM, *J Sport Health Sci*, 8 (3) :201, 2019.

＊5 Sarna S et al, *Med Sci Sports Excerc*, 25:237, 1993.

＊6 Kettunen JA et al, *Br J Sports Med*, 49:893, 2015.

＊7 Kasapis C & Thompson PD, *J Amer Coll Cardiol*, 45 (10) :1563, 2005.

＊8 Karsenty G, *Annu Rev Nutr*, 43:55, 2023.

＊9 Sender R et al, *Proc Natl Acad Sci*, USA, 120 (44) :e2308511120, 2023.

＊10 Levine KS et al, *Neuron*, 111 (7) :1086, 2023.

＊11 https://www.mext.go.jp/b_menu/hakusho/nc/__icsFiles/afieldfile/2014/03/27/1345963_2.pdf（今後の学校給食における食物アレルギー対応について　最終報告　平成26年3月　学校給食における食物アレルギー対応に関する調査研究協力者会議）

*12 *Brit Med J*, 299 (6710) :1259, 1989.
*13 *Perspect Public Health*, 136 (4) :213, 2016.
*14 https://truemichaeljackson.webnode.cz/issues/health/lupus/
*15 Conrad N et al, *Lancet*, 401 (10391) :1878, 2023.
*16 Langston PK et al, *Science Immunol*, 8 (89) :eadi5377, 2023.
*17 https://ganjoho.jp/public/pre_scr/cause_prevention/evidence_based.html
*18 Gao M et al, *Lancet Diabetes Endocrinol*, 9:350, 2021.
*19 https://covid19.mhlw.go.jp/
*20 Takahashi A et al, *Nat Comm*, 9 (1) :1249, 2018.
*21 Sang D et al, *Cell*, 186 (25) :5500, 2023.
*22 Saint-Maurice PF et al, *Sleep*, 2023.
*23 McAlpine CS et al, *JEM*, 219 (11) :e20220081, 2022.
*24 Diamantopoulou Z et al, *Nature*, 607 (7917) :156, 2022.
*25 Long JE et al, *Vaccine*, 34 (24) :2679, 2016.
*26 Besedovsky et al, *Physiol Rev*, 99 (3) :1325, 2019.

*27 Garbarino S et al, *Comm Biol*, 4 (1) :1304, 2021.

*28 Levine KS et al, *Neuron*, 111 (7) :1086, 2023.

*29 Bukhbinder AS et al, *J Alzheim Dis*, 88:1061, 2022.

*30 Huynh W et al, *J Clin Neurosci*, 15:1315, 2008.

*31 Siow I et al, *Eur J Neurol*, 28 (10) :3491, 2021.

*32 Akpandak I et al, *JAMA Network Open*, 5 (11) :e2242240, 2022.

*33 Marks P & Califf R, *JAMA*, 331 (4) :283, 2024.

*34 Soerens, AG et al, *Nature*, 614 (7949) :762, 2023.

*35 Kocher K et al, *Lancet Infect Dis*, 24 (5) :E272, 2024.

*36 Wang Y et al, *Cell Rep*, 43 (1) :113653, 2024.

*37 *Nat Aging*, 1 (12) :1117, 2021.

*38 Shankaran V et al, *Nature*, 410 (6832) :1107, 2001.

*39 Rojas LA et al, *Nature*, 618 (7963) :144, 2023.

*40 Ma L et al, *Cell*, 186 (15) :3148, 2023.

*41 Mougiakakos D et al, *New Engl J Med*, 385 (6) :567, 2021.

＊42 Mackensen A et al, *Nat Med*, 28 (10) :2124, 2022.
＊43 https://www.this.ne.jp/news/15556/
＊44 Saint-André V et al, *Nature*, 2024.
＊45 Palmer TJ et al, *J Nat Cancer Inst*, 116:857, 2024.

イラスト　定岡 恵
図版製作　中山真志

宮坂昌之（みやさか まさゆき）

大阪大学免疫学フロンティア研究センター招へい教授、大阪大学名誉教授。一九四七年、長野県生まれ。京都大学医学部卒業、オーストラリア国立大学大学院博士課程修了。金沢医科大学血液免疫内科、スイス・バーゼル免疫学研究所、東京都臨床医学総合研究所を経て、大阪大学医学部教授、同大学大学院医学系研究科教授を歴任。著書に『ウイルスはそこにいる』（共著・講談社現代新書）などがある。

あなたの健康は免疫でできている

インターナショナル新書一四八

二〇二四年一〇月一二日　第一刷発行

著　者　宮坂昌之

発行者　岩瀬　朗

発行所　株式会社　集英社インターナショナル
〒一〇一-〇〇六四　東京都千代田区神田猿楽町一-五-一八
電話　〇三-五二一一-二六三〇

発売所　株式会社　集英社
〒一〇一-八〇五〇　東京都千代田区一ツ橋二-五-一〇
電話　〇三-三二三〇-六〇八〇（読者係）
〇三-三二三〇-六三九三（販売部）書店専用

装　幀　アルビレオ

印刷所　大日本印刷株式会社

製本所　大日本印刷株式会社

©2024 Miyasaka Masayuki　Printed in Japan

ISBN978-4-7976-8148-2　C0247

定価はカバーに表示してあります。

造本には十分注意しておりますが、印刷・製本など製造上の不備がありましたら、お手数ですが集英社「読者係」までご連絡ください。古書店、フリマアプリ、オークションサイト等で入手されたものは対応いたしかねますのでご了承ください。なお、本書の一部あるいは全部を無断で複写・複製することは、法律で認められた場合を除き、著作権の侵害となります。また、業者など、読者本人以外による本書のデジタル化は、いかなる場合でも一切認められませんのでご注意ください。

インターナショナル新書

068

「腸内細菌」が健康寿命を決める

辨野義己

腸内細菌の研究にはウンチの入手と分析が欠かせない。約半世紀にわたってウンチと格闘し続けてきた著者の爆笑研究秘話とともに、腸内細菌と健康の関係や最新の研究結果が理解できるオモシロウンチエッセイ！

146

売上目標を捨てよう

青嶋 稔

野村総研のトップコンサルタントであり、自身もかつて営業を経験した著者が、19の先行事例から解説するマーケティング改革の成功事例集。【掲載事例：ソニーグループ、サントリー、日立製作所、大和証券、他】

147

光速・時空・生命
秒速30万キロから見た世界

橋元淳一郎

この世界に光速を超える速度はない。超光速粒子タキオンやウラシマ効果などのSF感覚も導入し、時間と空間、実世界と虚世界、宇宙、哲学、生命、人類の未来にまで及ぶ、光速をめぐる壮大な思考実験を展開。

149

中学受験のリアル

宮本さおり

増え続ける中学受験者数。一方、第一志望校に入れるのは3分の1に過ぎない。「全落ち」の衝撃、親子の葛藤、入学後の逆転……。「合格体験記」にはないドラマを求めて、15組の受験生親子を追ったノンフィクション。